"Um plano para superar nossos pensamentos, sentimentos e hábitos ansiosos. Um livro para virar o jogo."
— ARIANNA HUFFINGTON, EMPRESÁRIA E AUTORA DE *A TERCEIRA MEDIDA DO SUCESSO*

"Com base na neurociência mais recente, o Dr. Brewer mostra claramente como e por que a preocupação é tão viciante. Com novas ideias a cada página, este livro traz conhecimento da melhor qualidade e baseado em evidências."
— MARK WILLIAMS, COAUTOR DE *ATENÇÃO PLENA*

"Num mundo às vezes avassalador, Judson Brewer criou um plano para conter a sobrecarga. Ele nos mostra modos acessíveis de interromper imediatamente a preocupação e traz técnicas de atenção plena que redirecionam nossa energia de um jeito positivo e capaz de curar. É exatamente disso que precisamos agora."
— TIM RYAN, DEPUTADO FEDERAL AMERICANO PELO ESTADO DE OHIO

"A pesquisa de Judson Brewer contribuiu para nosso entendimento de por que é tão difícil se livrar da ansiedade. Ela está na raiz de muitos hábitos que queremos mudar. *Desconstruindo a ansiedade*, além de nos ajudar a lidar com esse sentimento, também nos liberta dos comportamentos que nos aprisionam."
— KELLY MCGONIGAL, AUTORA DE *OS DESAFIOS À FORÇA DE VONTADE*

DESCONSTRUINDO A ANSIEDADE

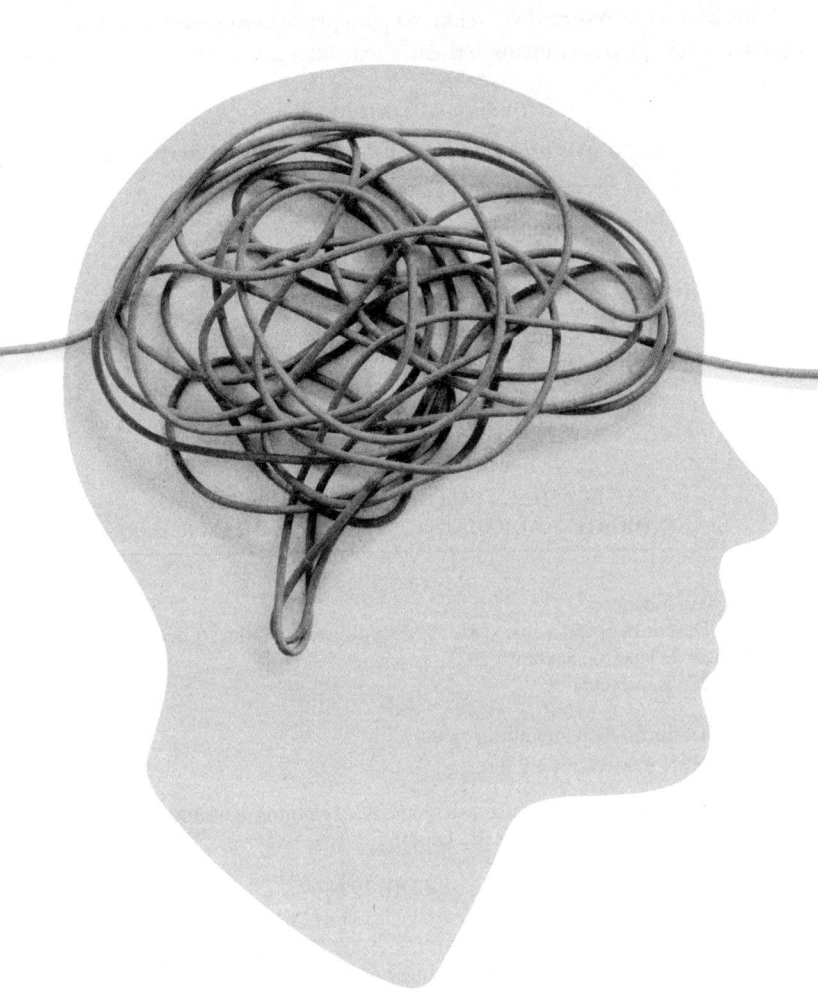

JUDSON BREWER, Ph.D.

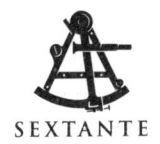

SEXTANTE

Título original: *Unwinding Anxiety*

Copyright © 2021 por Judson A. Brewer
Copyright da tradução © 2021 por GMT Editores Ltda.

Esta edição foi publicada mediante acordo com Avery, selo da Penguin Publishing Group, uma divisão da Penguin Random House, LLC.

Todos os direitos reservados. Nenhuma parte deste livro pode ser utilizada ou reproduzida sob quaisquer meios existentes sem autorização por escrito dos editores.

tradução: Beatriz Medina
preparo de originais: Denise Pasito Sau | Ab Aeterno
revisão: Midori Hatai e Tereza da Rocha
diagramação: Valéria Teixeira
ilustrações: Julia Miroshnichenko
capa: Pete Garceau
adaptação de capa: Miriam Lerner | Equatorium Design
impressão e acabamento: Lis Gráfica e Editora Ltda.

CIP-BRASIL. CATALOGAÇÃO NA PUBLICAÇÃO
SINDICATO NACIONAL DOS EDITORES DE LIVROS, RJ

B857d

Brewer, Judson
    Desconstruindo a ansiedade / Judson Brewer ; [tradução Beatriz Medina]. - 1. ed. - Rio de Janeiro : Sextante, 2021.
    256 p. ; 23 cm.

    Tradução de: Unwinding anxiety
    ISBN 978-65-5564-250-6

    1. Ansiedade - Aspectos psicológicos. 2. Hábitos de saúde. 3. Mudança (Psicologia). I. Medina, Beatriz. II. Título.

21-72850   CDD: 152.46
             CDU: 159.942:616.89-008.441

Meri Gleice Rodrigues de Souza - Bibliotecária - CRB-7/6439

Todos os direitos reservados, no Brasil, por
GMT Editores Ltda.
Rua Voluntários da Pátria, 45 – 14º andar – Botafogo
22270-000 – Rio de Janeiro – RJ
Tel.: (21) 2538-4100
E-mail: atendimento@sextante.com.br
www.sextante.com.br

Para a Viciada em Amazon*

---

* Viciada em Amazon é o pseudônimo de uma leitora que fez uma resenha crítica ao primeiro livro do autor, *The Craving Mind* (A mente ansiosa), no site da Amazon. Essa crítica foi importante para a estrutura deste livro.

Sumário

Introdução   9

PARTE 0   ENTENDA SUA MENTE   15

CAPÍTULO 1   A ansiedade viraliza   17

CAPÍTULO 2   O nascimento da ansiedade   27

CAPÍTULO 3   Hábitos e vícios cotidianos   37

CAPÍTULO 4   A ansiedade como ciclo de hábito   45

PARTE 1   O MAPA DA MENTE: PRIMEIRA MARCHA   57

CAPÍTULO 5   Como mapear a mente   59

CAPÍTULO 6   Por que suas estratégias anteriores contra a ansiedade (e contra os maus hábitos) fracassaram   69

CAPÍTULO 7   A história de Dave, primeira parte   78

CAPÍTULO 8   Uma palavrinha sobre atenção plena   86

CAPÍTULO 9   Qual é seu tipo de personalidade na atenção plena?   94

PARTE 2   ATUALIZE O VALOR DA RECOMPENSA NO CÉREBRO: SEGUNDA MARCHA   103

CAPÍTULO 10   Como o cérebro toma decisões (por que preferimos bolo a brócolis)   105

CAPÍTULO 11   Pare de pensar: a história de Dave, segunda parte   115

CAPÍTULO 12 Aprender (e crescer) com o passado — 121

CAPÍTULO 13 Conserte o conserto: a experiência do chocolate de Dana Small — 131

CAPÍTULO 14 Quanto tempo leva para mudar um hábito? — 137

PARTE 3 ACHE A MAIOR E MELHOR OFERTA PARA O CÉREBRO: TERCEIRA MARCHA — 149

CAPÍTULO 15 A maior e melhor oferta — 151

CAPÍTULO 16 A ciência da curiosidade — 163

CAPÍTULO 17 A história de Dave, terceira parte — 175

CAPÍTULO 18 O que há de bom em dias chuvosos? — 185

CAPÍTULO 19 Você só precisa de amor — 193

CAPÍTULO 20 O ciclo de hábito do porquê — 201

CAPÍTULO 21 Até os médicos têm ataques de pânico — 209

CAPÍTULO 22 Fé baseada em evidências — 220

CAPÍTULO 23 Abstinência da ansiedade — 229

EPÍLOGO Seis anos e cinco minutos — 239

Agradecimentos — 242

Notas — 245

Introdução

A ansiedade está em toda parte. Sempre esteve. Mas, nos últimos anos, passou a dominar nossa vida como nunca.

Minha história com a ansiedade é bem antiga. Sou médico – psiquiatra, para ser exato. Passei muitos anos ajudando meus pacientes a superarem a ansiedade, mas sentia, o tempo todo, que não estava enxergando algo importante no tratamento. Demorei a ligar os pontos entre a ansiedade, a pesquisa em neurociência sobre mudança de hábitos feita em meu laboratório e meus próprios ataques de pânico. Aí tudo mudou. Foi como se uma luz tivesse se acendido: percebi que uma das razões para tanta gente não saber que tem ansiedade é o fato de ela se esconder nos maus hábitos. Acho que hoje as pessoas têm mais consciência de sua ansiedade, estejam elas tentando ou não vencer um mau hábito.

Nunca planejei me tornar psiquiatra. Só sabia que queria unir meu amor à ciência ao desejo de ajudar os outros. Nos Estados Unidos, os programas conjuntos de medicina e doutorado são organizados assim: nos dois primeiros anos de universidade aprendemos todos os fatos e conceitos. Depois vêm os anos de Ph.D., o doutorado, para nos ensinar a fazer pesquisas em um campo científico específico. Então, de volta às enfermarias, terminamos o terceiro e o quarto anos da Faculdade de Medicina e nos especializamos em uma área ao longo da residência.

Quando entrei no curso, ainda não havia decidido qual especialidade médica eu faria. Estava simplesmente fascinado pela beleza e pela complexidade da fisiologia e da cognição humanas e queria aprender como esse nosso sistema funciona. Em geral, os dois primeiros anos dão aos alunos tempo e espaço para começarem a se interessar por um campo em que talvez queiram se especializar. Mais tarde, essa decisão é consolidada no rodízio pelas alas do hospital no terceiro e no quarto anos. São oito anos até o fim do programa; imaginei que teria bastante tempo para descobrir o que me atraía e me concentrei apenas em aprender o máximo possível. São quatro anos para terminar o Ph.D. – tempo suficiente para esquecer tudo o que havia aprendido nos dois primeiros anos de faculdade.

Encerrado o Ph.D., escolhi a psiquiatria como primeiro estágio para reaprender tudo o que havia esquecido ao longo do doutorado sobre entrevistar pacientes. Nunca pensei em me tornar psiquiatra porque esses médicos não costumam ser retratados de forma positiva nos filmes. Na faculdade, dizia-se que a psiquiatria era para "malucos e preguiçosos". Mas aquele estágio na psiquiatria me abriu os olhos para o que, mais tarde, eu diria que foi uma confluência de acaso e momento certo. Descobri que eu adorava ficar na enfermaria e me conectei de verdade com a luta de meus pacientes psiquiátricos. Ajudá-los a entender a própria mente e refletir sobre seus problemas com mais eficácia me deixava profundamente feliz. Embora adorasse a maioria dos outros estágios, nada me atraía tanto quanto a psiquiatria.

Quando me formei e iniciei a residência em Yale, além de descobrir que a psiquiatria combinava comigo, desenvolvi uma conexão ainda mais profunda com meus pacientes que lutavam contra vícios. Comecei a praticar meditação no início da faculdade e continuei meditando diariamente durante todos aqueles oito anos. Enquanto aprendia mais sobre as dificuldades de meus pacientes dependentes químicos, percebi que eles falavam do mesmo tipo de desafios que eu tentava superar meditando – os sentimentos de desejo intenso, apego, avidez. Com surpresa, constatei que falávamos a mesma língua, que lutávamos a mesma luta.

Foi na residência que comecei a ter ataques de pânico, alimentados pela privação de sono e pela sensação de que eu não sabia nada. A isso se somou a incerteza ao estar de plantão, sem saber quando o *pager* ia tocar e qual desastre me aguardaria quando eu ligasse para a central. Minha psique pagou um preço muito alto. Isso é que é ter empatia por meus pacientes ansiosos! Felizmente, a prática da meditação me ajudou nisso. Consegui usar a habilidade da atenção plena para controlar a ansiedade e não me apavorar com a possibilidade de ter outros ataques de pânico. Também aprendi que poderia ensinar os outros a ter consciência de sentimentos desconfortáveis (em vez de evitá-los por hábito); eu poderia lhes mostrar uma maneira de lidar com suas emoções que não se resumisse a uma simples receita de medicamento.

No fim da residência, percebi que praticamente ninguém pesquisava a ciência da meditação. Ali estava um possível tesouro escondido, algo que me ajudou com a ansiedade extrema (e poderia ajudar meus pacientes também) e que ninguém examinava. Assim, na década seguinte, me dediquei a criar um programa para ajudar as pessoas a superarem seus hábitos prejudiciais – que estão muito ligados à ansiedade e são até alimentados por ela.

Na verdade, a ansiedade em si é um hábito prejudicial. Hoje, é uma epidemia. Este livro é o resultado dessa pesquisa.

No filme *Perdido em Marte*, o personagem de Matt Damon tem um momento "deu merda" ao perceber que, durante uma tempestade de vento, todos os seus colegas voltaram à segurança da espaçonave e o deixaram em Marte para morrer. Então ele se senta em seu pequeno posto avançado marciano, vestindo um moletom fofo da Nasa, e tenta animar a si mesmo com um discurso edificante: "Diante de tantas adversidades, só me resta uma opção. Terei que resolver essa merda com ciência", diz Matt.

Inspirado em Matt Damon, neste livro resolvi recorrer à ciência para lidar com a "merda" da ansiedade.

Há montes de livros por aí sobre o assunto – grossos e finos, alguns com título atraente, histórias fantásticas e métodos ou dicas infalíveis de sucesso. Mas nem todos abordam a verdadeira ciência cerebral.

Garanto a você que há muita ciência neste livro. E é ciência de verdade, amparada em estudos feitos por meu laboratório durante muitos anos, com participantes reais (primeiro em Yale, depois na Universidade

Brown). Também publiquei artigos em que outros se basearam para escrever os livros deles, portanto acredito que estou no caminho certo.

Sou pesquisador há décadas e adoro aprender e descobrir novidades. Mas a conexão mais interessante e relevante que fiz foi entre ansiedade e hábito – por que ficamos ansiosos e como isso se transforma em hábito. Essa conexão, além de explicar por que nos preocupamos, satisfez parte de minha curiosidade científica sobre o assunto. E o mais importante: foi fundamental para ajudar meus pacientes a entender e trabalhar a própria ansiedade.

A ansiedade se camufla nos hábitos. Ela se esconde em nosso corpo quando aprendemos a nos desconectar desse sentimento por meio de uma infinidade de comportamentos diferentes. Ao compreender essa conexão, pude ajudar meus pacientes a perceber como formaram hábitos em torno de tudo – desde beber demais e comer por estresse até procrastinar – como meio de lidar com a ansiedade. Também pude contribuir para que entendessem por que tinham tanta dificuldade e fracassavam ao tentar superar não só a ansiedade como os maus hábitos. A ansiedade alimentava os outros comportamentos, que então perpetuavam a ansiedade, até que tudo saía do controle e eles iam ao meu consultório.

Uma das principais coisas que aprendi é que na psiquiatria vale a máxima "quanto menos você sabe, mais você fala". Em outras palavras, quanto menos você entende uma situação, mais preenche esse vazio com palavras. No entanto, mais palavras não significam uma interpretação melhor nem mais conhecimento sobre os pacientes. Na verdade, quando você não sabe do que está falando, e mesmo assim fala sem parar, é grande a probabilidade de se enfiar em um buraco; uma vez dentro dele, pare de cavar, combinado?

Foi uma lição dolorosa, mas percebi que a máxima se aplicava também a mim. Imagine só! Eu *não era* exceção à regra e não podia continuar falando bobagens, achando que quanto mais eu falasse, mais ajudaria meus pacientes. Se fizesse exatamente o contrário – ficasse de boca fechada, assumisse uma postura zen e esperasse até enxergar alguma conexão clara em vez de tentar parecer um psiquiatra –, talvez conseguisse ajudar de fato.

A expressão "menos é mais" também se aplica a domínios fora da psiquiatria, como a ciência. Quando aprendi a falar menos e escutar mais, percebi que os conceitos que desenvolvia sobre a mudança de hábitos se tornavam cada vez mais sintéticos e claros. Mas, como cientista, eu precisava tomar cuidado para não me deixar levar por minha empolgação. Os conceitos eram simples, mas será que funcionavam mesmo? E será que funcionariam em ambientes fora de minha clínica?

Em 2011, quando meu primeiro grande estudo clínico sobre parar de fumar mostrou uma taxa de abandono do hábito *cinco vezes* maior em meu programa do que no tratamento padrão-ouro, comecei a explorar maneiras de usar essas "armas de distração em massa", os smartphones, para ajudar as pessoas a superar seus maus hábitos. Resolvi essa "merda" com ciência também. Em estudos clínicos, obtivemos resultados extraordinários – por "extraordinários" quero dizer redução de 40% da ingestão de alimentos por desejo intenso em pessoas gordas e obesas, redução de 63% da ansiedade em pessoas com transtorno de ansiedade generalizada (inclusive médicos), e assim por diante. Demonstramos até que o treinamento por meio de aplicativos de celular poderia atingir redes cerebrais específicas ligadas ao hábito de fumar. Sim, por meio de um aplicativo!

O resultado de minhas práticas, pesquisas e extração de conceitos constitui este livro. Espero que seja um guia útil e prático para auxiliar você a mudar a maneira como vê a ansiedade e, assim, lidar com ela de modo eficaz. O bônus disso é romper com todos os hábitos e vícios prejudiciais.

PARTE 0

ENTENDA SUA MENTE

Um problema não pode ser resolvido pelo mesmo estado de consciência que o criou.

— MEME DA INTERNET ATRIBUÍDO
A ALBERT EINSTEIN

Talvez você esteja se perguntando por que chamo o início deste livro de Parte 0 em vez de Parte 1. É porque a Parte 1 fala sobre o que acontece depois que você entende o que desencadeia a ansiedade, e a Parte 0 trata do que ocorre antes mesmo de você perceber que está ansioso.

Este livro está dividido em quatro partes: a Parte 0 explica como a ansiedade se instala, recorrendo a conceitos da psicologia e da neurociência. Isso preparará você para começar a trabalhar com ela. A Parte 1 mostra como identificar os gatilhos da ansiedade (e o que a ansiedade em si provoca). A Parte 2 ajuda a entender por que você fica preso em ciclos de preocupação e medo e ensina como atualizar as redes de recompensa do cérebro para se libertar. E a Parte 3 traz ferramentas simples que utilizam os centros de aprendizagem do cérebro para romper os ciclos de ansiedade (e outros hábitos) de uma vez por todas.

CAPÍTULO 1

A ansiedade viraliza

A ansiedade é como a pornografia. É difícil de definir, mas você sabe identificar quando vê.

A menos, é claro, que não consiga ver.

Na faculdade, eu era do tipo "gente que faz" e adorava um desafio. Cresci no estado de Indiana, nos Estados Unidos, um dentre quatro filhos de mãe solteira. Na hora de me candidatar a uma universidade, escolhi Princeton porque meu orientador me disse que eu nunca conseguiria entrar lá. Quando cheguei ao campus (às cegas), me senti uma criança numa loja de doces. Fiquei deslumbrado com todas as oportunidades a que fui exposto e quis fazer de tudo. Experimentei um grupo de canto *a capella* (e fui devidamente rejeitado), entrei na equipe de remo (por um semestre), toquei na orquestra (e me tornei copresidente da diretoria em meu último ano), conduzi excursões de mochileiros no programa de vida ao ar livre, competi na equipe de ciclismo (outra atividade relativamente breve), aprendi a escalar (passando horas e horas no muro de escalada, várias vezes por semana), entrei num grupo de corridas e muito mais. Gostei tanto da experiência universitária que ficava no campus durante as férias de verão, acumulando experiência no laboratório para aprender a pesquisar. Ah, e arrematei minha formação em química com um certificado em execução musical. Os quatro anos passaram num piscar de olhos.

Perto do fim do último ano preparatório para a Faculdade de Medicina, marquei uma consulta com o médico de saúde estudantil porque, apesar de realizar todas essas atividades, eu me sentia claramente mal. Tinha indigestão e cólicas graves, acompanhadas de idas emergenciais ao banheiro para aliviar o intestino. A situação ficou tão ruim que eu precisava planejar a rota da minha corrida diária para estar sempre a uma distância adequada de um banheiro. Quando relatei os sintomas ao médico (naquela época ainda não existia o Google, então eu não podia simplesmente chegar com um autodiagnóstico), ele me perguntou, curioso, se eu estava estressado ou ansioso. Eu disse que isso era impossível, porque eu me exercitava todos os dias, tinha uma alimentação saudável, tocava violino, etc. Enquanto ele escutava pacientemente, eu, em estado de negação da ansiedade, levantei uma hipótese (pouco) plausível: recentemente eu havia conduzido uma excursão e talvez tivesse tomado água contaminada (embora eu seja bem cuidadoso com esse tipo de coisa e ninguém mais no grupo tivesse adoecido).

"Deve ser giardíase", afirmei da forma mais convincente possível. Giardíase é uma infecção parasitária contraída quando se bebe água não purificada em ambiente selvagem e que se manifesta por meio de diarreia intensa. Ele sabia o que era giardíase (afinal de contas, era médico), mas meus sintomas não eram semelhantes aos de giardíase, argumentou. Eu relutava em ver o que estava debaixo do meu nariz: andava tão estressado que minha ansiedade se refletia no corpo, e a mente a ignorava ou a negava. Ansioso, eu? De jeito nenhum. Eu não.

Depois de passar uns 10 minutos tentando convencer o médico de que eu não poderia, de jeito nenhum, estar ansioso nem tinha o que ele chamou de síndrome do intestino irritável (cujos sintomas são os mesmíssimos que acabei de descrever), ele deu de ombros e me receitou um remédio que supostamente limparia meu intestino da giárdia, causa teórica da diarreia.

É claro que os sintomas continuaram, até que finalmente entendi que a ansiedade é bastante mutável, variando de um leve nervosismo antes de uma prova a ataques evidentes de pânico e diarreias que me forçaram a decorar a localização de todos os banheiros de Princeton.

No dicionário, a definição de ansiedade é algo assim: "preocupação, nervosismo ou mal-estar, em geral desencadeado por um evento iminente ou algo com resultado incerto". Bom, isso engloba praticamente tudo. Uma vez que tudo pode acontecer e a única coisa de que *podemos* ter certeza é que tudo é incerto, a ansiedade pode aparecer em qualquer lugar, situação e horário. Podemos ter uma pontinha de ansiedade numa reunião quando um colega mostra um slide do balanço trimestral da empresa ou um tsunami de ansiedade quando, depois de mostrar o balanço, o mesmo colega diz que haverá demissões nas semanas seguintes e que não sabe quantos perderão o emprego.

Algumas pessoas acordam pela manhã com ansiedade – aquele nervosismo que as obriga a sair da cama, como um gato faminto –, seguida de uma preocupação que as deixa cada vez mais despertas (nem precisam de café) e que aumenta no decorrer do dia porque elas não conseguem descobrir por que estão ansiosas. Esse é o caso de meus pacientes com TAG (transtorno de ansiedade generalizada), que acordam ansiosos, passam o dia todo preocupados e continuam assim até tarde da noite, tomados por pensamentos como "Por que não consigo dormir?". Outros têm ataques de pânico que surgem do nada ou (como acontece comigo) os levam a acordar no meio da noite. Há ainda os que se preocupam com assuntos específicos, mas estranhamente não são afetados por eventos que deveriam deixá-los malucos.

Seria falta de profissionalismo da minha parte não mencionar que há uma lista bem extensa de transtornos de ansiedade. Apesar da minha formação em medicina, hesito um pouco em rotular certas alterações como transtornos ou doenças porque, como você logo verá, muitas são simplesmente um leve desalinhamento de algum dos processos naturais (em geral, úteis) do cérebro. É como rotular "ser humano" como doença. Quando as "doenças" acontecem, penso na mente/cérebro mais como uma corda de violino que desafinou um pouquinho. Nesse caso, não rotulamos o instrumento como defeituoso nem o jogamos fora, mas investigamos o que está errado e afinamos as cordas para continuar tocando. No entanto, para fins de diagnóstico, os transtornos de ansiedade passam por toda a gama de fobias específicas (como medo de aranhas) e chegam ao transtorno obsessivo-compulsivo (como se preocupar com micróbios e lavar as mãos o tempo todo) e ao transtorno de ansiedade generalizada (que é basicamente o que parece: preocupação excessiva com coisas cotidianas).

O que transforma a ansiedade cotidiana em "transtorno" depende em parte de quem faz o diagnóstico. Por exemplo, para ser diagnosticada com TAG, a pessoa precisa ter ansiedade e preocupação excessivas com "vários assuntos, eventos ou atividades", e isso tem que ocorrer "com bastante frequência durante pelo menos seis meses e ser claramente excessivo". Adoro esta última parte: "claramente excessivo". Talvez eu tenha dormido na aula que ensinou a determinar quando a preocupação passa de insuficiente a claramente excessiva, bem como os sinais de que está na hora de prescrever um medicamento.

Como a ansiedade costuma ser interna e não se manifesta de maneira tangível, tenho que fazer muitas perguntas a meus pacientes para saber como a deles se manifesta. É claro que na faculdade eu não sabia que era ansioso, até que somei dois mais dois e finalmente caiu a ficha sobre a lista dos banheiros públicos de Princeton. Segundo os manuais médicos, alguns sintomas típicos são impaciência, inquietude, cansaço frequente, dificuldade de concentração, irritabilidade, aumento de dores musculares e dificuldade para dormir. O problema é que, isolados, esses sintomas não estampam na testa de ninguém a frase: "Esta pessoa é ansiosa." Evocando a experiência de negar minha ansiedade na faculdade, tento ajudar meus pacientes a fazer a ligação entre essas manifestações e o que acontece na mente deles antes que possamos avançar.

Para mostrar como a ansiedade pode aparecer de várias formas, vou dar dois exemplos envolvendo mulheres dinâmicas e competentes.

Minha esposa, Mahri, de 40 anos, professora universitária adorada pelos alunos e reconhecida internacionalmente por suas pesquisas, não se lembra de quando sua ansiedade amadureceu. Só durante a pós-graduação, ao conversar sobre o tema com a irmã e a prima, ela começou a reconhecer tiques da família como manifestações de ansiedade. Eram atitudes que, por si sós, pareciam apenas esquisitas, mas quando vistas como padrão não deixavam margem a dúvidas. Ela explica assim: "A ansiedade era tão sutil que só quando a associamos às pessoas da família conseguimos reconhecê-la em nós." Ela notou que a avó, a mãe e a tia tinham o mesmo nível de ansiedade e que era assim desde sempre. Por exemplo, quando Mahri era criança, sua mãe procurava planejar tudo nos mínimos detalhes. Isso era ainda mais evidente quando viajavam. Mahri odiava se preparar para viajar porque a ansiedade da mãe se revelava no modo como ficava irritada com ela, o pai e a irmã.

Mahri só percebeu que também era ansiosa quando identificou esse traço nos membros da família. Numa entrevista informal para este livro, ela refletiu sobre como encara a ansiedade: "É um sentimento ruim que parece não ter por quê. Ele se conecta a qualquer situação ou pensamento. É como se minha mente procurasse por algo que a deixe ansiosa. Antes, eu rotularia essa sensação como nervosismo. Foi difícil desvinculá-la de minhas experiências, porque achei que só estava ligada a mudanças e circunstâncias legítimas da vida." Sim, essa é uma característica-chave da ansiedade generalizada: a mente escolhe um objeto qualquer e começa a se preocupar com ele. Para muitos, a ansiedade é como o fogo na mata, que começa com um fósforo riscado ao amanhecer e se nutre das experiências cotidianas, ardendo com mais intensidade conforme o dia avança.

No fim da nossa conversa, Mahri acrescentou: "As pessoas que não me conhecem não desconfiam que estou sempre lidando com essa sensação." Com ou sem treinamento psiquiátrico, posso afirmar que os colegas e os alunos de Mahri a veem como uma pessoa tranquila. Mas nós dois sabemos quando ela está ansiosa, e geralmente a pista é a forma como ela se concentra no planejamento de algum evento. É como se o cérebro escolhesse um objeto ou período que tenha algum grau de incerteza (como o fim de semana), começasse a acelerar só porque está tudo indefinido e então tentasse moldá-lo até se tornar familiar. Para os artistas, um bloco de argila bruta é sinônimo de mil possibilidades. Para os viajantes, o próximo fim de semana é promessa de aventuras. Para pessoas como Mahri, essa incerteza significa ansiedade. Temos uma piada interna em que pergunto a ela: "Você já planejou pela manhã como vai planejar a tarde para planejar a noite?"

A baixa intensidade da ansiedade generalizada contrasta com os períodos intermitentes de pânico que acometem algumas pessoas. Emily, colega de quarto de Mahri na faculdade, é um exemplo disso. Ela é advogada e atua em questões políticas de alto nível, inclusive em negociações internacionais. Durante a Faculdade de Direito, Emily começou a ter ataques de pânico. Eu pedi que me explicasse como eram:

No verão entre o segundo e o terceiro anos de faculdade, tive a sorte de conseguir um estágio de férias num grande escritório de advocacia. É comum os estagiários serem convidados para jantar na casa dos sócios do escritório, uma experiência que serve para aproximar as pessoas e nos mostrar como é a vida pessoal de outros estagiários e dos advogados que trabalham na empresa. Em julho, depois de um desses jantares, que, por sinal, foi muito agradável, voltei para casa, me deitei e dormi com facilidade. Cerca de duas horas depois, acordei de repente, suando e ofegante, com o coração acelerado. Não fazia ideia do que estava errado; não me lembrava de ter tido um pesadelo. Saí da cama e andei pelo quarto, tentando acabar com aquilo. Fiquei tão preocupada que liguei para meu marido, que estava de plantão noturno no pronto-socorro, implorando que viesse para casa. Ele veio. Meus sintomas foram diminuindo e percebi que sobreviveria, mas não entendi o que tinha acontecido.

Naquele mesmo ano, quando voltei à Faculdade de Direito para o último ano após ter recebido uma oferta de emprego em horário integral do mesmo escritório, relaxei e não tive outras crises. Mas no verão seguinte os ataques de pânico voltaram: quase sempre a mesma coisa de antes, me acordando de repente, poucas horas depois de ter adormecido. Eu estava estudando para o exame da Ordem, que é uma experiência difícil, e, ao mesmo tempo, meus pais anunciaram que iriam se divorciar depois de um casamento de 30 anos que sempre me pareceu feliz. Além disso, quando comecei no novo emprego, cumprindo longas jor-

nadas, um sócio mais velho cuja sala ficava ao lado da minha decidiu me perseguir. Ele me tratava como propriedade dele, dizendo que eu deveria ser muito grata pela oportunidade de trabalhar naquela empresa, mesmo que isso me exaurisse. Essa combinação horrível de eventos e circunstâncias que, aparentemente, tirava de mim o controle sobre a minha vida provocou vários ataques de pânico num período de seis meses. Fiz algumas sessões de terapia e pesquisei muito até descobrir o que estava acontecendo. Assim que soube o que era, senti que tinha mais controle. Eu dizia a mim mesma: "Você sente que vai morrer, mas não vai. É seu cérebro armando pegadinhas para você. Você decide o que vai acontecer." Aprendi a respirar fundo para sair das crises e a concentrar meus pensamentos no próprio ato de me acalmar.

Acontece que nem todo mundo é como Emily, que tem o raciocínio e o foco sobre-humanos do Dr. Spock, personagem da série *Jornada nas estrelas*. Em contraste com a descrição de Mahri da ansiedade generalizada, comparável à chama baixa do fogão, a história de Emily mostra que a ansiedade pode ser como uma chaleira que esquenta cada vez mais até explodir – em geral, no meio da noite. Emily e Mahri só conseguiram trabalhar a própria ansiedade depois de identificar exatamente de que tipo era.

Seja para um médico formado como eu ou para o Dr. Google, a conclusão aqui é que a ansiedade, clínica ou não, é complicado de diagnosticar. Todos ficamos ansiosos – faz parte da vida –, mas saber lidar com isso é fundamental. Quando não sabemos como nem por que a ansiedade surge, podemos nos encantar com distrações temporárias ou soluções de curto prazo que, na verdade, a alimentam, dando origem a maus hábitos (você já tomou sorvete ou devorou uma barra de chocolate quando estava estressado?). Ou podemos passar a vida inteira cultivando a ansiedade na tentativa de curá-la (*Por que não consigo descobrir por que estou ansioso e dar um jeito nisso?*).

Neste livro, examinaremos como a ansiedade se desenvolveu a partir dos mecanismos cerebrais mais básicos de sobrevivência, como ela pode se tornar um hábito que se autoperpetua e o que podemos fazer para mudar nossa relação com ela até que desapareça. Eis o bônus: no processo, você também aprenderá como ela desencadeia maus hábitos (e descobrirá como lidar com eles).

—

A ansiedade não é algo novo. Em 1816, numa carta a John Adams, Thomas Jefferson escreveu: "Há realmente mentes sombrias e hipocondríacas, habitantes de corpos adoecidos, enojadas do presente e sem esperança no futuro; sempre acreditando que o pior acontecerá, porque pode acontecer. A esses digo quanta dor nos custaram os males que nunca aconteceram!" Embora eu não tenha nada de historiador, posso imaginar que Jefferson tinha boas razões para estar ansioso; afinal, estava às voltas com o nascimento de um novo país e vivia conflitos por sua atitude hipócrita diante da escravidão (ele escreveu que "todos os homens são iguais", que a escravidão era uma "depravação moral" e uma "mancha horrenda", além de uma grande ameaça à sobrevivência da nova nação americana. No entanto, escravizou mais de 600 pessoas ao longo da vida).

Hoje, quando os Estados Unidos estão chegando aos 250 anos de existência e os avanços tecnológicos permitem um suprimento mais estável de alimentos, era de esperar que houvesse menos motivos para preocupação. Antes da covid-19, a Anxiety and Depression Association of America (Associação de Ansiedade e Depressão dos Estados Unidos) estimava que 264 milhões de pessoas no mundo inteiro tinham transtorno de ansiedade. Num estudo que hoje parece antigo – os dados foram coletados entre 2001 e 2003 –, o National Institute of Mental Health (Instituto Nacional de Saúde Mental) relatou que 31% dos adultos americanos sofrem de transtorno de ansiedade em algum momento da vida e que 19% da população passou por isso no ano anterior. Nas duas últimas décadas, a situação só piorou. Em 2018, a American Psychological Association (Associação Psicológica Americana) fez uma pesquisa com 1.000 adultos sobre as fontes e o nível de sua ansiedade. A entidade constatou que 39% dos americanos diziam se sentir mais ansiosos do que em 2017 e que o mesmo percentual (39%) apresentou níveis similares aos do ano anterior. Isso representa quase 80% da população.

De onde vem toda essa ansiedade? Na mesma pesquisa da APA, 68% dos entrevistados disseram que a preocupação com saúde e segurança os deixava um pouco ou extremamente ansiosos. Cerca de 67% deles culparam a situação financeira, seguida da política (56%) e dos relacionamentos interpessoais (48%). Em uma pesquisa sobre estresse feita em 2017, a APA constatou que 63% dos americanos sentiam que o futuro da nação era uma grande fonte de estresse, e 59% marcaram a opção "os Estados Unidos estão no pior momento de sua história, até onde se recordam". Lembre-se: isso foi em 2017, três anos antes do surgimento da covid-19.

Com base na observação de que as doenças mentais tendem a ser mais comuns em regiões dos Estados Unidos que têm status socioeconômico mais baixo, há quem se pergunte se os países menos ricos, onde necessidades básicas – como disponibilidade de alimentos, água potável e segurança – podem ser grandes fontes de estresse, teriam uma proporção mais alta de ansiosos. Para responder a essa pergunta, um estudo publicado em 2017 na revista *JAMA Psychiatry* analisou o nível de transtorno de ansiedade generalizada no mundo inteiro. Preparado? A prevalência no decorrer da vida era mais alta em países de renda elevada (5%), mais baixa nos de renda média (2,8%) e ainda menor nos países de baixa renda (1,6%). Os autores concluíram que as diferenças individuais em relação à preocupação podem ser mais comuns nas condições de relativa riqueza e estabilidade dos países de maior renda. Há muita especulação sobre por que é assim. Talvez, com as necessidades básicas satisfeitas, o cérebro tenha tempo ocioso para procurar ameaças – daí apelidarem essa população de *worried well*, algo como "os bem de vida preocupados". Mas pessoas com TAG não são nada saudáveis: metade dos indivíduos desse estudo relatou incapacidade grave em um ou mais setores da vida. Penso em meus pacientes com TAG como atletas olímpicos desse "esporte" de resistência: eles conseguem se preocupar mais e por mais tempo do que todo o resto do planeta.

Com o surgimento da covid-19, as primeiras estimativas são de que (surpresa!) o nível de ansiedade disparou. Uma pesquisa de corte transversal realizada na China em fevereiro de 2020 verificou que a prevalência de TAG era de 35,2% – e isso foi praticamente no início da pandemia. Um relatório do Reino Unido publicado no fim de abril de 2020 afirmava que "a saúde mental se deteriorou" em comparação com a tendência pré-covid-19. Um estudo feito nos Estados Unidos em abril de 2020 constatou que 13,6% dos entrevistados relataram grave angústia psicológica. É um aumento espantoso de 250% em comparação com 2018, quando apenas 3,9% descreveram esse nível de sofrimento.

Basta olhar para sua própria experiência ou navegar pelas mídias sociais para confirmar esse cenário. Quase sempre, os desastres em grande escala, como a pandemia de covid-19, são acompanhados do aumento de transtornos mentais de várias naturezas, como uso de drogas e ansiedade. Quase 25% dos nova-iorquinos, por exemplo, relataram aumento do consumo de álcool depois dos ataques de 11 de setembro de 2001. Seis meses depois do incêndio florestal de Fort McMurray, em 2016 (o desastre mais caro da história canadense), os moradores da região tiveram um pico de TAG: 19,8% relataram sintomas.

A ansiedade não é solitária. Ela tende a andar com amigos. Aquele mesmo estudo de 2017 da revista *JAMA* verificou que 80% das pessoas com TAG apresentavam outro transtorno psiquiátrico no decorrer da vida – em geral, depressão. Um estudo recente de meu laboratório encontrou algo semelhante: 84% dos indivíduos com TAG descrevem transtornos comórbidos.

E a ansiedade não surge do nada. Ela nasce.

CAPÍTULO 2

O nascimento da ansiedade

A ansiedade é um bicho estranho. Como psiquiatra, aprendi que ela e o pânico, seu primo-irmão, nascem do medo. Como neurocientista comportamental, sei que a principal função evolutiva do medo é nos ajudar a sobreviver. Na verdade, o medo é o mecanismo de sobrevivência mais antigo que existe. Ele nos ensina a evitar situações perigosas no futuro por meio de um processo cerebral chamado reforço negativo.

Se pisamos numa rua movimentada, viramos a cabeça e vemos um carro vindo em nossa direção, pulamos instintivamente de volta para a segurança da calçada. Essa reação de medo nos ensina rapidamente que as ruas são perigosas e que precisamos atravessá-las com cautela. A evolução tornou isso muito simples para nós. Tão simples que, em situações como essa, só precisamos de três elementos para aprender: um estímulo ambiental, um comportamento e um resultado. Nesse caso, a rua movimentada que teremos que cruzar (o estímulo ambiental) exige que olhemos antes para os dois lados (o comportamento). Chegar ilesos à outra calçada (o resultado) nos ensina a lembrar-nos de repetir a ação no futuro. Todos os animais dispõem dessa ferramenta de sobrevivência. Até a lesma-do-mar, a criatura com o sistema nervoso mais primitivo que a ciência conhece (20 mil neurônios no total contra os cerca de 100 bilhões do cérebro humano), usa esse mesmo mecanismo de aprendizado.

Em algum momento do último milhão de anos, os seres humanos passaram a ter uma nova estrutura acima do cérebro de sobrevivência primitivo. Os neurocientistas a chamam de córtex pré-frontal (CPF); do ponto de vista anatômico, esse cérebro "mais novo" fica logo atrás dos olhos e da testa. Relacionado à criatividade e ao planejamento, o CPF nos ajuda a pensar e planejar o futuro. Ele prevê o que acontecerá com base na experiência passada. Só que o CPF precisa de informações exatas para fazer previsões exatas. Quando faltam informações, elabora versões diferentes do que pode acontecer para nos ajudar a escolher o melhor caminho. Faz isso por meio de simulações baseadas em eventos anteriores semelhantes. Por exemplo, caminhões e ônibus são suficientemente parecidos com carros para supormos com boa dose de segurança que devemos olhar para os dois lados ao atravessar uma rua e evitar qualquer veículo veloz.

Aí entra em cena a ansiedade.

A ansiedade nasce quando nosso CPF não tem informações suficientes para prever com exatidão o futuro. Vimos isso com a covid-19, cuja pandemia explodiu no início de 2020. Como aconteceria com qualquer vírus ou patógeno recém-descoberto, os cientistas correram para estudar as características da covid-19 e descobrir exatamente até que ponto ela era fatal e contagiosa, abrindo caminho para uma resposta adequada. Mas, sobretudo nos primeiros dias da descoberta, a incerteza era geral. Sem informações exatas, nosso cérebro achou mais fácil criar histórias de medo e terror com base nas últimas notícias que lemos ou ouvimos. O cérebro é construído de tal modo que quanto mais chocante for a notícia – o que aumenta a sensação de perigo –, mais provavelmente a recordaremos. Agora, acrescente a isso elementos de medo e incerteza – a doença ou a morte de familiares, a possibilidade de perder o emprego, a difícil decisão de mandar ou não os filhos para a escola, a preocupação com a reabertura segura da economia, entre outros – e teremos dezenas de ideias ruins para o cérebro ruminar.

Observe que o medo em si é diferente da ansiedade. O medo é um mecanismo adaptativo de aprendizado que nos ajuda a sobreviver. A ansiedade, por outro lado, não tem nada de adaptativa; o cérebro que pensa e planeja perde o controle quando não tem informações suficientes.

É possível ter uma noção disso observando a velocidade da reação do medo. Quando você pisa numa rua movimentada e um carro vem em sua direção, você pula de volta para a calçada por reflexo. Nessa situação, não há tempo para pensar. Processar todas as informações (carro, velocidade, trajetória, etc.) no CPF leva muito tempo, e decidir o que fazer (*Devo voltar ou o carro vai desviar de mim?*), mais tempo ainda. Podemos relacionar três escalas de tempo muito diferentes que separam os reflexos do aprendizado e da ansiedade:

1. Imediata (milissegundos)
2. Aguda (de segundos a minutos)
3. Crônica (de meses a anos)

A *reação imediata* acontece no nível da sobrevivência. Não aprendemos nada nessa situação; apenas evitamos o dano. Isso tem que acontecer de maneira muito rápida e instintiva. Você só percebe que pulou de volta para a calçada quando já está lá. É uma reação que começa no sistema nervoso autônomo do nosso cérebro antigo ou de sobrevivência. Ele age depressa e fora de seu controle consciente para regular todo tipo de coisa, como a quantidade de sangue que o coração bombeia ou a necessidade de os músculos receberem mais sangue do que o trato digestório. Isso salva vidas porque, diante de uma ameaça imediata, você não tem tempo para pensar; pensar é um processo muito mais lento. Em outras palavras, essa reação instintiva, seja de luta, fuga ou paralisia, nos mantém vivos por tempo suficiente para chegar à fase seguinte e realmente aprender com ela.

Uma vez em segurança, advém a descarga aguda de adrenalina e você começa a processar o que acabou de acontecer (*reação aguda*). A ideia de que você quase morreu o ajuda a ligar o fato de pisar na rua com o perigo. Seu cérebro pode até desenterrar uma ou outra lembrança distante de seus pais o advertindo por não olhar para os lados antes de atravessar a rua. O desprazer da reação fisiológica de medo ensina: guarde o celular e olhe para os lados antes de avançar. Observe que aqui a aprendizagem acontece rápido. Você não precisa de meses de terapia para decifrar se pôs o pé na rua movido por uma pulsão de morte ou se era só uma criança rebelde; é uma simples questão de aprender a prestar atenção em situações perigosas. Você liga os pontos entre a rua movimentada e o quase atropelamento; ironicamente, aprende quase de imediato o que seus pais sofreram para ensiná-lo quando você era criança (note que é muito mais eficaz aprender com a experiência do que internalizar um conceito; nosso cérebro é muito bom nisso). O importante é que, como as zebras que dão coices ou os cães que se sacodem depois de passar por situações estressantes, você precisa aprender a descarregar de maneira segura o excesso de energia associado a essa descarga de adrenalina do "quase morri" para que o episódio não provoque ansiedade e estresse crônico ou pós-traumático. Nesse caso, conversar com alguém não adianta; você precisa fazer algo físico, como gritar, tremer, dançar ou praticar algum exercício.

Os dois cérebros, o mais novo e o ancestral, trabalham juntos para ajudá-lo a sobreviver; quando age instintivamente (pula para a calçada) e aprende com essas situações (olha para os dois lados antes de atravessar), você sobrevive para começar a planejar o futuro (*Preciso explicar aos meus filhos que este é um cruzamento perigoso*). Quando tudo funciona bem, o CPF brilha. Ele pega informações de experiências passadas e as projeta no futuro como uma forma de modelar e prever o que pode ou deve acontecer. Assim, em vez de reagir constantemente ao que está acontecendo agora, você consegue se planejar para o que virá. Tudo isso é muito bom desde que haja informações suficientes para sustentar uma boa previsão. Quanto mais certeza tiver, mais você poderá prever e planejar.

Como a semente que precisa de solo fértil, o antigo cérebro de sobrevivência cria condições para a ansiedade brotar no cérebro pensante (*reação crônica*). É aí que nasce a ansiedade: medo + incerteza. Por exemplo: como ficam os pais na primeira vez que o filho quer ir a pé sozinho para a escola ou para a casa do amiguinho? Eles ensinaram a atravessar a rua em segurança, a não falar com estranhos e tudo o mais. Porém, assim que a criança sai de vista, o que a mente dos pais apronta? Começa a imaginar as piores possibilidades.

Na ausência de experiências passadas e/ou informações (exatas), você achará dificílimo desligar-se da preocupação e planejar calmamente o futuro. Seu cérebro pensador/planejador não tem um botão de desligar quando há escassez de informação. É bem o contrário. A ansiedade impele à ação. "Arranje mais informações!", grita ela em seus ouvidos (ou melhor, dentro da sua cabeça). E lá vai você relembrar todos os filmes de espionagem a que já assistiu para seguir seu filho em segredo e garantir que ele chegue ileso ao destino (sem você).

Em termos mais amplos, parece que seria bom colher mais dados (quando conseguimos obtê-los). Afinal, saber mais deveria nos ajudar a ter mais controle, porque informação é poder, certo? Com o advento da internet, não há escassez de informações, mas a exatidão é prejudicada pelo volume de conteúdo. Qualquer pessoa pode publicar o que quiser nas redes sociais e será recompensada não pela exatidão, mas pelo humor, pela ofensa ou pela lacração. É tanta informação que fica quase impossível navegar por aquilo tudo. (As notícias falsas se espalham seis vezes mais rápido do que as verdadeiras.) Isso não contribui em nada para aumentar a sensação de controle. Do ponto de vista científico, o impacto de ter informações em excesso para fazer escolhas foi apelidado de *sobrecarga de escolha*.

Alexander Chernev e seus colegas da Kellogg School of Management (da Universidade Northwestern) identificaram três fatores que diminuem de modo significativo a capacidade que o cérebro tem de escolher: nível mais alto de dificuldade da tarefa; maior complexidade do conjunto de escolhas; e (surpresa!) mais incerteza. Na nossa era de informações inesgotáveis, a vida ficou mais complexa por causa do imenso volume de dados. Obter um zilhão de artigos numa busca do Google é mais ou menos como ir à praia, pôr o pé na água, erguer os olhos e ver um tsunami se aproximando. A sensação de que nunca estaremos em dia com as notícias (porque é possível saber o que ocorre em qualquer lugar do mundo, a qualquer momento) ou de que não conseguiremos acompanhar o que acontece com nossos amigos lembra a vontade de pegar um copo d'água para matar a sede, sentir necessidade de tomar tudo e não perceber que o copo não tem fundo.

Além de avassaladora, a sobrecarga de informações se soma à natureza delas: quando contraditórias (e potencialmente enganosas de propósito), elas causam mais incerteza. Não preciso dizer que nosso cérebro detesta histórias contraditórias, não é mesmo? E por quê? Porque elas são o retrato da incerteza (falarei mais sobre isso no Capítulo 4). Infelizmente, a complexidade e a incerteza só aumentarão na medida em que as técnicas de manipulação de informações se tornarem mais sofisticadas (por exemplo, as *deep fakes*).

Quanto menos exata é a informação, o que advém, em geral, da ânsia de opinar (e isso aumenta o volume de dados a serem verificados), maior é a velocidade em que seu CPF trabalha, captando qualquer substrato disponível enquanto tenta disparar o máximo possível de hipóteses para você ponderar. É claro que esse mecanismo dificilmente seria chamado de planejamento, mas seu cérebro não sabe disso.

Quanto mais incerta é a informação que seu CPF incorpora, pior é o resultado. Conforme as hipóteses se aproximam do pior cenário (o que tende a acontecer quando o CPF começa a se desligar, ironicamente em razão do aumento da ansiedade), sua fisiologia de luta, fuga ou paralisia pode entrar em ação, a tal ponto que basta pensar nas situações possíveis (mas extremamente improváveis) para que você se sinta em perigo, mesmo que o perigo só esteja na sua cabeça. *Voilà!* Ansiedade.

Voltemos ao exemplo dos pais que deixam o filho sair sozinho para sua primeira aventura de três quarteirões. Nos "velhos tempos" (isto é, antes do advento dos celulares), nossos pais apenas esperavam que voltássemos (ou que ligássemos da casa do amiguinho para avisar que havíamos chegado bem). Hoje, os pais acabam sobrecarregando os filhos ao utilizar todos os dispositivos de rastreamento possíveis para saber onde eles estão a todo momento. E, como podem rastrear cada passo, podem se preocupar com tudo pelo caminho. (*Ele parou. Por que parou? Estará conversando com um desconhecido ou amarrando o cadarço do tênis?*) A cada informação incerta, o cérebro gera todas as hipóteses concebíveis. Esse é o cérebro planejador tentando calcular todas as contingências, no esforço de ajudar. Isso dará mais segurança à criança? Provavelmente não, ainda mais em comparação com o aumento de ansiedade que provoca.

Sim, a ansiedade é um aperfeiçoamento evolutivo. Quando a aprendizagem baseada no medo se une à incerteza, o bem-intencionado CPF não espera pelos demais ingredientes (ou seja, mais informações). Em vez disso, pega o que tiver no momento, usa a preocupação para sovar, liga o forno da adrenalina e assa um enorme pão de ansiedade. No processo, o cérebro guarda um pouquinho da massa para usar depois – como a massa madre de um pão de fermentação natural. Na próxima vez que planejar alguma coisa, seu cérebro vai pegar a massa madre de ansiedade na despensa mental e acrescentá-la à mistura como "ingrediente essencial", até que o gosto azedo encubra a razão, a paciência e o processo de garimpar mais informações.

—

Como a covid-19, a ansiedade também é contagiosa. Na psicologia, a transmissão de emoção é convenientemente chamada de *contágio social*. Uma conversa com alguém ansioso pode desencadear nossa ansiedade, contaminando emocionalmente nosso CPF e deixando-o descontrolado; começamos a nos preocupar com tudo, desde o adoecimento de familiares até a perda do emprego. Wall Street é um ótimo exemplo de contágio social. Observamos o mercado de ações subir e despencar, e os índices refletem como nossa ansiedade coletiva está febril no momento. Wall Street tem até o chamado Índice de Volatilidade (VIX, na sigla em inglês), também conhecido como índice do medo. Aposto que ninguém se surpreenderá ao saber que o maior pico desse indicador nos últimos 10 anos ocorreu em março de 2020, quando os corretores começaram a perceber a confusão sem precedentes em que o mundo mergulhava.

Se não conseguimos controlar a ansiedade, essa febre emocional se transforma em pânico (definido na internet como "medo ou ansiedade súbita e incontrolável, causando, em geral, comportamento extremamente impensado"). Sobrecarregado pela incerteza e pelo medo do futuro, nosso CPF – a parte do pensamento racional do cérebro – se desliga. Sabemos, é claro, que não precisamos estocar papel higiênico para seis meses, mas, quando passamos pelo supermercado e vemos o carrinho de alguém lotado de fardos, a ansiedade da pessoa nos contamina e entramos no "modo sobrevivência": "Preciso de papel higiênico." Nosso CPF só religa quando estamos no estacionamento tentando acomodar todo aquele papel higiênico no porta-malas do carro.

Então, como manter o CPF ligado em tempos incertos? Como evitar o pânico? Muitas vezes, vi meus pacientes ansiosos tentarem suprimir a ansiedade ou raciocinar para sair dela. Infelizmente, tanto a força de vontade quanto o raciocínio se baseiam no CPF, que, nesses momentos decisivos, já se desligou e não está mais disponível. Então tento ensinar a eles como o cérebro funciona, para que entendam que a incerteza enfraquece a capacidade mental de lidar com o estresse e prepara o cérebro para a ansiedade quando bate o medo. Aprender que a incerteza provoca a ansiedade, que, por sua vez, pode levar ao pânico, permite que fiquem atentos. E o simples fato de saber que esse é o cérebro da sobrevivência numa marcha acelerada (ainda que um pouco desorientado, por não ter informações suficientes) ajuda meus pacientes a ficarem um pouco mais tranquilos.

Mas esse é só o primeiro passo. Nosso cérebro pergunta o tempo inteiro: "E se...?" Quando procuramos informações recentes nas mídias sociais, só encontramos mais medo e especulação. O contágio social não tem fronteiras físicas e pode se espalhar a partir de qualquer lugar do mundo. Em vez de buscar informações, precisamos de algo mais confiável, que nos ajude a trabalhar nossas emoções. Por ironia, o antídoto do pânico se baseia em nossos instintos de sobrevivência e utiliza os mesmos mecanismos de aprendizagem que desencadearam a preocupação e a ansiedade.

Para hackear o cérebro e romper o ciclo da ansiedade, temos que tomar consciência de duas coisas: que estamos ficando ansiosos e/ou entrando em pânico; e o que resulta da ansiedade/pânico. Isso contribui para avaliarmos se nosso comportamento de fato nos ajuda a sobreviver ou nos leva na direção oposta. O pânico pode causar atitudes impulsivas perigosas; a ansiedade nos enfraquece física e mentalmente, além de acarretar consequências para a saúde a longo prazo. Perceber esses efeitos prejudiciais ajuda o sistema de aprendizagem do cérebro a determinar o valor relativo dos comportamentos: os mais valiosos (compensadores) sobem na hierarquia de recompensa mental, portanto têm mais probabilidade de se repetir no futuro; já os menos valiosos (não compensadores) ficam abaixo nessa hierarquia (falarei mais sobre isso no Capítulo 10).

Quando temos consciência de que a ansiedade não compensa, podemos então fazer a *maior e melhor oferta*, ou MMO (falarei mais sobre isso no Capítulo 15). Como o cérebro escolherá comportamentos mais compensadores simplesmente porque parecem ser melhores, podemos treinar para substituir antigos comportamentos habituais, como a preocupação, por outros mais benéficos.

No início da pandemia, as autoridades de saúde pública nos alertaram sobre os riscos de tocar o rosto. Se colocamos a mão em uma superfície contaminada e depois a levamos à face, podemos pegar o vírus. Se você perceber que tem o hábito de tocar o rosto (um estudo publicado em 2015 mostra que fazemos isso, em média, 26 vezes por hora), pode ficar atento a esse comportamento. Com esse gatilho, talvez caia a ficha de que começar a se preocupar é um comportamento mental (*Ah, não, toquei o rosto! Vou ficar doente!*). Em vez de entrar em pânico, você pode respirar fundo e se perguntar: "Quando foi a última vez que lavei as mãos?" Ou seja, com uma simples pergunta, você dá ao CPF a oportunidade de se religar e colocar em prática o que ele faz melhor: raciocinar (*Ah, certo! Acabei de lavar as mãos!*). Assim, você se beneficia da certeza: se acabou de lavar as mãos e não esteve em um lugar público, a probabilidade de adoecer é bem baixa.

A autoconsciência também ajuda a promover bons hábitos de higiene por meio da aprendizagem por reforço: você se sente melhor quando tem o hábito de lavar as mãos, e isso o deixa mais tranquilo nos momentos em que toca (ou coça) o rosto, acidentalmente ou por hábito. Ao mesmo tempo, se não lava as mãos com regularidade, a consciência somada à incerteza funciona como um empurrão para lavá-las mais vezes ou, pelo menos, ao voltar de um lugar público; a sensação natural de mal-estar nos faz agir. Quanto mais claros o efeito e o sentimento positivo da boa higiene, em comparação com o sentimento negativo de incerteza ou ansiedade, mais seu cérebro trabalha para estimular essa conduta.

Entender esses mecanismos simples de aprendizagem ajudará você a "manter a calma e continuar" (foi como os londrinos lidaram com a incerteza dos ataques aéreos na Segunda Guerra Mundial), em vez de se entregar à ansiedade ou ao pânico diante do desconhecido. Desse modo, quando a mente disparar com a preocupação do dia, você poderá fazer uma pausa e respirar fundo enquanto espera que o CPF volte a funcionar. Assim que ele religar, você poderá comparar o sentimento de ansiedade com o de calma e clareza. Para nosso cérebro, a diferença é bem óbvia. O mais importante é que, ao tirar proveito do poder que o cérebro tem de superar a ansiedade, você poderá aplicar essa aprendizagem a outras tendências habituais. Basta um pouco de prática para que as maiores e melhores ofertas se tornem novos hábitos, não só no que diz respeito à ansiedade, mas em muitos outros casos.

Embora nasça do medo, a ansiedade precisa ser alimentada para crescer e prosperar. Para identificar o que a alimenta, é necessário saber como surgem os hábitos e entender como a mente funciona.

CAPÍTULO 3

Hábitos e vícios cotidianos

Detesto dizer isso, mas você é viciado em alguma coisa.
Quando lê a palavra *viciado*, seus primeiros pensamentos serão álcool, cocaína, opioides e outras drogas. Você também pode imaginar que vício é algo que acontece com *os outros*. Talvez se lembre de um amigo, parente ou colega de trabalho que teve um grande problema (ou ainda tem) enquanto seu cérebro compara rapidamente a situação deles com a sua. Eu não me surpreenderia se você dissesse, em voz alta: "Sem chance, não sou viciado. Só tenho alguns hábitos incômodos que não me largam."

Sabe como adivinhei que essa foi sua primeira reação? Porque foi exatamente o que pensei durante muitíssimo tempo. Sou apenas um sujeito normal que cresceu em um lugar normal – o estado americano de Indiana. Minha mãe fazia questão que eu comesse legumes, estudasse e ficasse longe das drogas. Levei muito a sério os ensinamentos dela – talvez até demais – porque aqui estou, quarentão, vegetariano e com vários diplomas. Fiz tudo o que um menino poderia fazer para deixar a mãe orgulhosa. Mas eu não sabia nada sobre vícios.

Na verdade, só aprendi de verdade sobre esse assunto quando fiz residência em psiquiatria em Yale. Atendi pacientes viciados em metanfetamina, cocaína, heroína, álcool, cigarro... Pode escolher. Alguns eram viciados em várias substâncias ao mesmo tempo, enquanto outros já haviam entrado e saído da reabilitação. Na maioria dos casos, eram pessoas comuns e inteligentes, que entendiam claramente o mal que o vício causava à saúde, aos relacionamentos, a quem as cercava – à vida em geral –, e nem assim conseguiam recuperar o controle. Muitas vezes, era triste e desconcertante.

Ver o sofrimento de meus pacientes deu sentido à definição literal de vício: "uso continuado apesar das consequências adversas". O vício não se limita ao uso de substâncias como nicotina, álcool e heroína. Pode significar o uso continuado de *qualquer coisa*.

Esse pensamento me fez parar de repente. Enquanto tratava pacientes que tinham arruinado a própria vida com vícios eu também tinha umas perguntinhas chatas na cabeça: "E se a raiz da dependência não estiver nas *substâncias em si*, mas em um lugar mais profundo? O que *realmente* causa a dependência?" A ansiedade poderia ser um hábito ou mesmo um vício? Em outras palavras, seriam óbvias as consequências adversas da ansiedade? Podemos nos viciar em preocupação? À primeira vista, parece que a ansiedade nos ajuda em situações como proteger nossos filhos do perigo, por exemplo. Mas a ciência sustenta essa tese?

A piada dos pesquisadores de psicologia é que, quando realizamos pesquisas, na verdade estamos "pesquisando a nós mesmos". Avaliamos nossas próprias esquisitices, fraquezas e patologias (conscientes ou inconscientes) antes de abordar o tema de modo mais amplo. Olhei para dentro de mim e também comecei a fazer a amigos e colegas perguntas sobre seus hábitos. Resumindo: encontrei vícios por toda parte. Compras continuadas apesar de consequências adversas. Mágoa continuada por um relacionamento que acabou apesar de consequências adversas. Jogo continuado no computador apesar de consequências adversas. Ingestão continuada de alimentos apesar de consequências adversas. Devaneio continuado apesar de consequências adversas. Verificação continuada de mídias sociais apesar de consequências adversas. Preocupação continuada apesar de consequências adversas (sim, como você verá, a preocupação tem mesmo consequências adversas importantes). A dependência não se limita a drogas ilícitas e substâncias viciantes. O vício está em toda parte. Isso é novo ou deixamos de enxergar alguma coisa?

A resposta é: isso é velho *e* é novo. Comecemos pelo novo.

O ritmo das mudanças nos últimos 20 anos vai muito além de todas as mudanças dos 200 anos anteriores. Nosso corpo e nosso cérebro não acompanharam tantas transformações, e isso está nos matando.

Tomemos como exemplo o lugar onde cresci – Indianápolis, no estado de Indiana, no coração do Meio-Oeste estadunidense, o centro da normalidade. Nos anos 1800, se eu morasse em uma fazenda e quisesse um novo par de sapatos, teria que atrelar o cavalo à minha carroça, ir à cidade, conversar com o dono do armazém sobre os sapatos e o tamanho desejados, voltar para casa, esperar algumas semanas até o pedido chegar ao sapateiro, esperar que ele fabricasse o par e mandasse para a minha cidade, atrelar o cavalo de novo à carroça, voltar à cidade e (supondo que tivesse dinheiro para pagar) enfim concluir a compra. Hoje? Posso estar no carro, preso no engarrafamento, olhando o celular e clicar no anúncio que vi em um e-mail (enviado a mim porque o Google sabe que gosto de comprar sapatos), e, como por encanto, um ou dois dias depois (graças ao Amazon Prime), um par de sapatos que cabe perfeitamente nos meus pés desembarca na minha porta.

Não é preciso ser especialista em vícios para ver que é muito mais provável se viciar em comprar sapatos com dois cliques do que com uma experiência que demora dois meses.

Em nome da conveniência e da eficiência, o mundo moderno oferece cada vez mais experiências viciantes. Isso é válido tanto para bens materiais (como sapatos, alimentos, etc.) quanto para comportamentos (como assistir à TV, checar as redes sociais ou jogar videogame). Os aplicativos de namoro e os feeds de notícias têm cada vez mais recursos e chamadas que induzem ao clique. Até pouco tempo atrás, recebíamos um jornal na porta de casa uma vez ao dia e decidíamos o que ler; hoje, os conglomerados e as modernas agências de notícias resolvem quais informações irão nos fornecer e quando. Eles podem rastrear cada busca e cada clique, ofertando reportagens que nos deixam com "coceira no dedo". Com base nesse feedback, conseguem produzir matérias mais clicáveis em vez de simplesmente transmitir notícias. Observe que hoje, mais do que há 10 anos, muitas manchetes são formuladas como perguntas ou já trazem respostas parciais.

Além disso, como quase tudo está prontamente disponível a qualquer momento em nossos televisores, laptops e celulares, essas empresas podem aproveitar qualquer instante de fraqueza (tédio, frustração, raiva, solidão, fome) e oferecer uma solução emocional simples (compre este sapato, coma esta comida, leia esta notícia). Esses vícios são encarados como hábitos, de modo que não *parecem* vícios; é como se fôssemos assim naturalmente.

Como chegamos a isso?

Para responder a essa pergunta, precisamos voltar ao tempo em que nosso cérebro desenvolveu a capacidade de aprender.

Nosso cérebro, é bom lembrar, tem componentes novos e antigos. As áreas novas facilitam o pensamento, a criatividade, a tomada de decisões e assim por diante. Mas essas áreas estão localizadas acima das *mais antigas*, que evoluíram para nos ajudar a sobreviver. No Capítulo 2, dei o exemplo dos instintos de luta, fuga e paralisia. Outra característica do cérebro antigo que já mencionei de passagem é o chamado *sistema cerebral de aprendizagem por recompensa*, que se baseia nos reforços positivo e negativo. Em poucas palavras, você quer fazer mais coisas que sejam agradáveis (reforço positivo) e menos coisas que sejam ruins (reforço negativo). Essa capacidade é tão importante e evoluiu há tanto tempo que, como já mencionei, está presente até nas lesmas-do-mar – organismos com apenas 20 mil neurônios em todo o seu sistema nervoso (descoberta tão importante que deu a Eric Kandel o prêmio Nobel). Imagine só: apenas 20 mil neurônios. É como um carro que só tem os elementos essenciais para se deslocar.

No tempo das cavernas, a aprendizagem baseada em recompensas era muito útil. Diante da escassez de comida, quando nossos ancestrais encontravam alimentos, seu cérebro antigo gritava: "Calorias… Sobrevivência!" A pessoa provava a comida – saborosa – e pronto! Sobrevivia. Quando consumia gordura ou açúcar, o cérebro, além de associar esses nutrientes à sobrevivência, também liberava uma substância chamada *dopamina*, um neurotransmissor essencial para conectar lugares a comportamentos. A dopamina atuava como um quadro primitivo no qual estava escrito: "Lembre-se do que está comendo e de onde encontrou esse alimento." A pessoa criava então uma lembrança que dependia do contexto. Com o tempo, aprendia a repetir o processo. Ver comida, comer, sobreviver, sentir-se bem. Repita. Gatilho, comportamento, recompensa.

Avancemos rapidamente para a noite passada. Você não estava se sentindo muito bem – teve um mau dia no trabalho, seu cônjuge disse algo agressivo, ou você recordou o momento em que seu pai trocou sua mãe por outra pessoa – e se lembrou daquele chocolate na porta da geladeira. Hoje em dia, achar comida não é tão difícil quanto no tempo das cavernas, e o alimento tem um papel diferente, pelo menos no mundo (super)desenvolvido. Nosso cérebro moderno diz: "Ei, você pode usar essa tal de dopamina para outras coisas além de se lembrar de onde está a comida. Da próxima vez que se sentir mal, tente comer algo gostoso e ficará melhor!" Agradecemos ao cérebro pela grande ideia e logo aprendemos que, se comermos chocolate ou sorvete quando estivermos tristes ou com raiva, afastaremos ao menos em parte esses sentimentos ruins. É exatamente o mesmo processo de aprendizagem do homem das cavernas, só que agora o gatilho é diferente: em vez de um sinal de fome que vem do estômago, um sinal emocional – sentir-se triste/irritado/magoado/solitário – provoca a vontade de comer.

Pense na sua adolescência. Naqueles garotos rebeldes fumando do lado de fora da escola. Você queria muito ser legal como eles e começou a fumar. O caubói de Marlboro não era um cara sem-graça, e isso não foi por acaso. Ver gente legal. Fumar para ser legal. Sentir-se bem. Repita. Gatilho, comportamento, recompensa. Toda vez que se comporta assim, você reforça esse mecanismo cerebral.

Antes que você perceba – porque, na verdade, não é algo consciente –, o modo como você lida com as emoções ou atenua os fatores de estresse se torna um hábito.

Vem aí um dado fundamental, portanto leia devagar: utilizando os mesmos mecanismos cerebrais que aquela pessoa anônima do tempo das cavernas, nós, gênios modernos, passamos do estágio de *aprender a sobreviver* ao estágio de, literalmente, *nos matarmos* com esses hábitos. E isso ficou exponencialmente pior nos últimos 20 anos. A obesidade e o tabagismo estão entre as principais causas evitáveis de comorbidade e mortalidade no mundo. Indomados pela medicina moderna, os transtornos de ansiedade estão no topo das listas de doenças psiquiátricas predominantes.

Além disso, as pessoas passam a maior parte do tempo on-line recebendo pequenas doses de dopamina ao clicar nisso ou naquilo, ou ao dar like nisso ou naquilo, ou ao receber likes por isso ou por aquilo. Cada um desses hábitos e situações é obra do nosso cérebro antigo, que tenta nos ajudar a sobreviver em um novo mundo.

E isso não está dando muito certo.

Não falo só de estresse, de comer demais, de comprar demais, de ter relacionamentos tóxicos, de passar muitas horas on-line ou daquela ansiedade geral que parece que enfrentamos o tempo todo. Se você já se viu preso no circuito do hábito de se preocupar, sabe o que quero dizer:

Gatilho: Pensamento ou emoção
Comportamento: Preocupar-se
Resultado/recompensa: Evasão, planejamento em excesso, etc.

Aqui, um pensamento ou uma emoção induz o cérebro a se preocupar. Isso nos leva a evitar o pensamento ou a emoção negativa, o que nos traz mais recompensas do que o pensamento ou a emoção original.

Vamos recapitular: nosso cérebro evoluiu para nos ajudar a sobreviver. Quando éramos pessoas famintas no tempo das cavernas, usávamos a aprendizagem baseada em recompensas para nos ajudar a lembrar onde havia comida. Hoje, esse processo de aprendizagem pode ser aproveitado para provocar desejos intensos, evocar emoções... e criar hábitos, comportamentos compulsivos e vícios.

As empresas já entenderam isso faz tempo.

O setor alimentício gasta bilhões de dólares para encontrar a quantidade certa de sal, açúcar e crocância que torna um produto irresistível. As empresas de mídias sociais gastam milhares de horas ajustando seus algoritmos para garantir que você seja atiçado por fotos, vídeos e postagens que o mantenham rolando a tela durante horas (enquanto olha os parceiros publicitários delas). Os sites de notícias otimizam suas manchetes para atrair cliques. Os varejistas inserem em seus sites chamadas como "Clientes como você também compraram..." para sugerir que você também deve comprar. Essa estratégia está em toda parte e só tende a se intensificar.

E é pior do que você pensa: há "maximizadores de vícios" adicionais em ação.

O tipo de aprendizagem de reforço mais ansiogênico (ou seja, que faz você querer mais) é o chamado *reforço intermitente*. Quando um animal recebe uma recompensa fora de sua rotina regular ou que parece aleatória (intermitente), os neurônios da dopamina no cérebro se animam mais do que de costume. Pense numa ocasião em que alguém o surpreendeu com um presente ou uma festa. Aposto que consegue se lembrar, não é? Isso ocorre porque recompensas *inesperadas* desencadeiam no cérebro uma descarga muito maior de dopamina.

Os cassinos são um exemplo de como isso funciona. Eles dominaram tão bem o reforço intermitente que têm um algoritmo que faz com que as máquinas caça-níqueis "acertem" apenas o número de vezes suficiente para as pessoas continuarem jogando, mesmo que, em média, todos percam dinheiro (é a fórmula "vencedora" do cassino).

Esse reforço intermitente se aplica a *tudo* o que alerta você para algo novo. Lembre-se: é o seu cérebro antigo usando os únicos truques que conhece para sobreviver no mundo acelerado e hiperconectado de hoje. No entanto, essa parte do cérebro não sabe a diferença entre um tigre-dentes-de-sabre e um e-mail do chefe tarde da noite. Portanto, qualquer tipo de alerta – do antigo "Chegou uma mensagem" à vibração no seu bolso causada por um novo like em uma postagem sua numa rede social – provoca uma reação do seu cérebro antigo. E-mail, Twitter, Facebook, Instagram, Snapchat, WhatsApp, o apartamento de três quartos que você favoritou no site da corretora, tudo é projetado para maximizar a dependência, em parte porque essas mídias *não* mandam notificações em intervalos regulares.

O segundo maximizador de vícios cotidianos é a *disponibilidade imediata*. Comprar sapatos no século XIX dava muito trabalho, e isso era bom. Se desejasse botas novas para comemorar o fim da Guerra de

Secessão, eu não poderia simplesmente encomendá-las por impulso, porque não se materializariam na porta da minha casa no dia seguinte. Como o processo era difícil, lento e, sobretudo *não imediato*, eu teria que pensar bem no custo-benefício. Será que as botas que eu tinha não quebrariam o galho?

O tempo é fundamental para que toda aquela empolgação nos invada ("Ah, sapatos novos, que divertido!") e, mais importante, vá embora. O tempo nos dá, digamos, tempo para pensar, de modo que a alegria do momento possa se dissipar na realidade do que é necessário.

No mundo moderno, entretanto, você pode satisfazer qualquer desejo ou necessidade de forma quase instantânea. Estressado? Sem problemas. Há um vendedor de doces ali na esquina. Entediado? Olhe as últimas postagens no Instagram. Ansioso? Assista a vídeos de filhotes fofinhos no YouTube. "Precisa" de um novo par de sapatos depois de ver alguém calçando um lindo par? Basta acessar o site da Amazon.

Também detesto dizer isso, mas... seu celular não passa de um outdoor publicitário de bolso. Mais ainda, você paga para ele anunciar produtos o tempo inteiro.

Ao combinar a aprendizagem baseada em recompensas embutida no cérebro antigo com o reforço intermitente *e* a disponibilidade imediata, criamos uma fórmula perigosa de hábitos e vícios modernos que vai muito além do que consideramos uso de drogas.

Não estou falando isso só para assustar. Quero que você entenda como sua mente funciona e quanta coisa no mundo moderno foi projetada para criar comportamentos viciantes e ganhar dinheiro com eles. Para ter sucesso nisso, primeiro você precisa saber como o cérebro opera. Depois, pode começar a trabalhar com ele. Simples assim. Agora que você sabe como nascem os hábitos, está pronto para dar o próximo passo: mapear a mente.

Preparado para a primeira reflexão?

A ansiedade é um pouco mais complicada do que a maioria dos hábitos. Portanto, vamos começar com algo simples. Quais são seus três principais hábitos e vícios cotidianos? Que maus hábitos e comportamentos indesejados você continua a ter, apesar das consequências adversas?

CAPÍTULO 4

A ansiedade como ciclo de hábito

Sempre que dou seminários ou entrevistas sobre ciclos de hábito, constato que poucas pessoas percebem que a ansiedade pode ser um deles. Para entender o porquê disso, voltemos ao funcionamento do nosso cérebro antigo.

Imagine como era a vida dos nossos ancestrais na savana. Duas situações ocupavam o cérebro do homem das cavernas: encontrar comida e não ser comido. Antes das culturas agrárias, nossos antepassados tinham que explorar territórios desconhecidos para encontrar novas fontes de alimento. Quando saíam de um lugar familiar e se embrenhavam em uma região desconhecida, o cérebro deles entrava em alerta máximo. Por quê? Porque não sabiam se lá era seguro. Ficavam à espreita até conseguir mapear o novo território e determinar o grau de risco. Quanto mais adentravam o local sem achar sinais de perigo, mais certeza tinham de que não seriam mortos.

Eles não sabiam, mas estavam realizando experimentos científicos modernos. Quanto mais coletavam "dados" de que o novo território era seguro, mais confiantes ficavam em que poderiam desligar os sinais de alerta máximo do cérebro, baixar a guarda e relaxar naquele espaço. No mundo de hoje, nós, cientistas, repetimos cada experimento várias vezes; quanto mais obtemos o mesmo resultado, mais confiança temos em que o experimento é válido e nossas conclusões são robustas. Existe até um termo estatístico para isso: *intervalos de confiança,* que indicam até que ponto estamos seguros (estatisticamente) de que nosso resultado se manterá com a repetição.

Dos homens das cavernas aos cientistas, nosso cérebro nunca gostou da incerteza. Ela assusta. As perguntas "Serei comido por um leão?" e "Minha teoria científica é consistente?" são gravadas mais ou menos da mesma maneira no cérebro, desencadeando a urgência de agir. Dependendo do tamanho da ameaça, a incerteza parece uma coceira mental que nos insufla: "Ei, preciso de informações. Vá buscar para mim." Se o eventual perigo é grande ou se a ameaça é iminente, essa coceira piora e nos empurra para a ação imediata. A sensação de estar sentado num formigueiro impele nosso cérebro antigo a checar o que foi aquele barulho estranho que nos despertou no meio da noite.

A definição de ansiedade é: "um sentimento de preocupação, nervosismo ou mal-estar, em geral causado por um evento iminente ou algo com resultado incerto". Quando a incerteza é grande, ficamos ansiosos e logo vem aquela comichão de agir rápido. O estresse ou a ansiedade se torna o gatilho que induz nosso ancestral a sair da caverna no meio da noite para descobrir o que fazer (isto é, ter um comportamento específico). Se por acaso nosso cérebro encontra algo que pareça uma solução (por exemplo, "Não estou vendo nada perigoso"), somos recompensados com a redução da ansiedade.

Gatilho: Estresse ou ansiedade
Comportamento: Procurar uma solução
Resultado: Encontrar uma solução (às vezes)

É como jogar nos caça-níqueis do cassino e só vencer o número de vezes suficiente para querer jogar mais.

Muitas pesquisas mostram que a ansiedade se perpetua num ciclo de hábito com reforço negativo. Nas últimas décadas, T. D. Borkovec, pesquisador da Universidade do Estado da Pensilvânia, escreveu alguns artigos mostrando que a ansiedade pode provocar preocupação. Em 1983, ele e seus colegas descreveram a preocupação como "uma cadeia de imagens e pensamentos carregados de afeto negativo, relativamente incontrolável", na tentativa de encontrar a solução mental de um problema com resultado incerto. Quando provocada por uma emoção negativa (como o medo), a preocupação também se fortalece como modo de evitar o desprazer dessa emoção:

Gatilho: Emoção (ou pensamento) negativa
Comportamento: Preocupação
Resultado: Evasão/distração

No dicionário, *preocupação* é um substantivo (*Estou livre de preocupações*), e preocupar, um verbo reflexivo (*Eu me preocupo com meus filhos*). Em termos funcionais, o ato de se preocupar é um comportamento mental que resulta na sensação de ansiedade (nervosismo ou inquietação). Além disso, o sentimento de ansiedade pode provocar o comportamento de se preocupar, que se torna cíclico:

Gatilho: Ansiedade
Comportamento: Preocupação
Resultado: Sentir-se mais ansioso

O comportamento mental da preocupação só precisa acontecer umas poucas vezes para o cérebro adquirir o hábito de recorrer a ele sempre que ficamos ansiosos. Mas com que frequência encontramos uma solução para esse problema? Será que a preocupação em si realmente nos ajuda a pensar de maneira criativa ou a resolver problemas? A preocupação aperta o botão do pânico, que nos faz disparar atrás de qualquer coisa que afaste a ansiedade.

Pegar o celular e olhar o feed de notícias ou responder a alguns e-mails pode dar um breve alívio à ansiedade, mas só cria um novo hábito de nos distrairmos quando estamos estressados ou ansiosos. E quando a distração não dá certo, só resta procurar outra solução. Isso pode provocar mais preocupação, e essa preocupação tende a se tornar seu próprio gatilho. Não é uma boa recompensa, certo? E eis a questão: embora se preocupar não funcione, o cérebro antigo continua tentando. Afinal, o objetivo dele é nos ajudar a sobreviver, e, como em algum momento associou a solução de problemas à preocupação, ele acha que se preocupar é o melhor a fazer. Nosso cérebro continua puxando a alavanca da máquina da preocupação na esperança de conseguir o prêmio da solução.

O PROBLEMA DA SOLUÇÃO DE PROBLEMAS

A preocupação pode tirar o foco da ansiedade, que parece pior. Também pode sinalizar que você tem algum controle porque (em teoria) está resolvendo um problema. Mesmo que não esteja resolvendo problema algum, apenas perdendo o controle por se preocupar demais, a sensação de estar fazendo alguma coisa pode ser compensadora em si. Afinal de contas, quem se preocupa age. Mesmo que você não veja a preocupação como um comportamento, ela pertence a essa categoria e, como tal, pode apresentar resultados tangíveis.

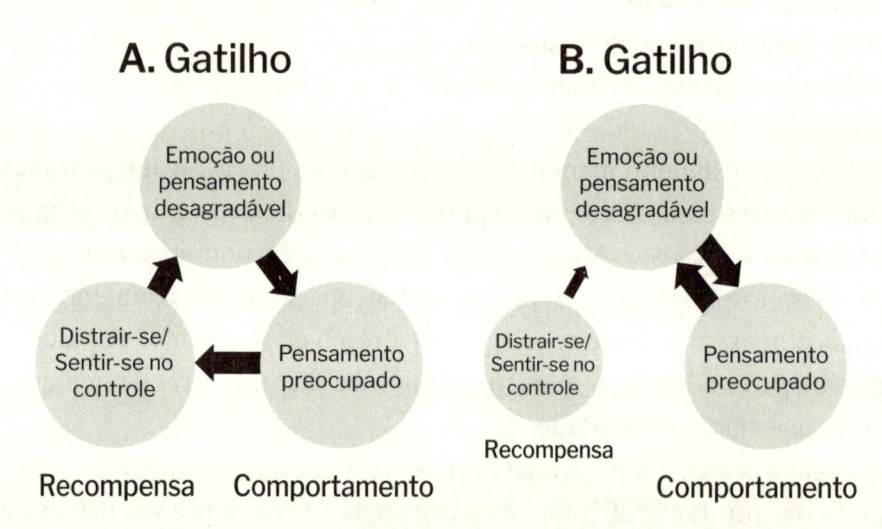

A. Gatilho — Emoção ou pensamento desagradável → Pensamento preocupado (Comportamento) → Distrair-se/Sentir-se no controle (Recompensa)

B. Gatilho — Emoção ou pensamento desagradável → Pensamento preocupado (Comportamento) → Distrair-se/Sentir-se no controle (Recompensa)

(A) Hábitos repetitivos que iniciam o ciclo da preocupação: a emoção desagradável desencadeia o comportamento mental da preocupação para você se distrair ou sentir-se no controle; (B) quando a "recompensa" da distração diminui, se desgasta ou não equilibra as características negativas combinadas da emoção desagradável e da preocupação, esta começa a provocar mais ansiedade (como emoção desagradável), que, por sua vez, provoca mais preocupação, e assim por diante.

Há dois aspectos negativos principais na preocupação. Em primeiro lugar, quando a mente preocupada não encontra uma solução, a preocupação provoca ansiedade, que provoca mais preocupação, e assim por diante. Em segundo lugar, quando a preocupação é desencadeada só pela ansiedade, pode não haver nada específico com que se preocupar. Muitas vezes, é o que meus pacientes descrevem: eles acordam de manhã e, sem nenhuma provocação nem eventos específicos para se preocupar naquele dia ou no futuro, ficam ansiosos. "Pela manhã, sinto uma ansiedade intensa, que me acorda com um sobressalto", disse um deles. Esse sentimento de ansiedade liga o hiperpropulsor da preocupação enquanto a pessoa tenta descobrir com que estaria se preocupando. Como não consegue achar nada específico, ela começa a adquirir o hábito de se preocupar com qualquer coisa, mesmo que não haja motivo.

Essa é a base do transtorno de ansiedade generalizada que o *Manual diagnóstico e estatístico de transtornos mentais* (DSM, sigla em inglês da bíblia dos psiquiatras que buscam diagnósticos para "transtornos" psiquiátricos) descreve como "a presença de ansiedade e preocupação demasiadas com vários tópicos, eventos ou atividades" – e adoro a subjetividade desta parte – "que seja claramente excessiva". O DSM também afirma que "a preocupação é percebida como dificílima de controlar", o que parece óbvio, senão as pessoas não procurariam um psiquiatra.

A preocupação tem um traço de Dr. Jekyll e Mr. Hyde, os personagens de personalidades opostas do clássico *O médico e o monstro*. Como promete resolver seus problemas, a princípio ela parece boa e útil. Mas não se engane; ela é traiçoeira e logo se volta contra você caso a solução não apareça. Como quem cai num rio caudaloso, a preocupação pede socorro a você, que está em segurança na margem. Você se aproxima, ela agarra sua mão ou sua perna e o arrasta corredeira abaixo num redemoinho sem fim de ansiedade.

O ciclo de hábito da "ansiedade que provoca preocupação que provoca ansiedade" pode ser dificílimo de romper se você não perceber que tanto uma quanto a outra puxam você para o fundo do rio na tentativa de se manterem à tona. Se você tende a se preocupar, provavelmente consegue mapear esse ciclo na sua vida.

Identificar os ciclos de hábito é só o primeiro passo para trabalhar a ansiedade. Como psiquiatra, procuro pesquisas e intervenções baseadas em evidências para ajudar as pessoas a superar a ansiedade. Como pesquisador, me sinto motivado a descobrir como ajudar as pessoas para, assim, oferecer ao meu eu psiquiatra tratamentos baseados em evidências.

A EPIDEMIA DA CULTURA DA ESTAFA

Os médicos são um subconjunto de um grupo maior de profissionais de saúde afetados pela chamada epidemia de estafa (*burnout*). Mesmo a.C. (antes da covid-19), enfrentando pressões crescentes, eles vinham "jogando a toalha" em ritmo alarmante. Muitas dessas pressões se devem à redução da autonomia dos consultórios particulares, incorporados por grandes empresas, e à disseminação dos prontuários médicos eletrônicos, que nos obrigam a passar mais tempo olhando a tela do computador do que o rosto do paciente durante a consulta.

Na Faculdade de Medicina, aprendemos a nos "blindar" quando o estresse e a ansiedade surgem, de modo a não deixar que nos atrapalhem na hora de ajudar quem *realmente* está sofrendo. Nossa vida de martírio foi resumida por um de meus professores de cirurgia, que brincava: "Se vir um salgadinho, coma o salgadinho; durma quando puder; e não detone o seu pâncreas." Em síntese, isso quer dizer que nossas necessidades básicas são secundárias diante do tratamento do paciente (e que é dificílimo operar o pâncreas). Ao refletir sobre o meu treinamento, percebi que não era um jeito muito sustentável (nem saudável) de trabalhar as emoções.

Ainda não foram publicados estudos definitivos sobre a relação entre ansiedade e estafa nos médicos, mas, pela observação, o caso é claro. Parece que a falta de bom treinamento na faculdade para lidar com as emoções, somada à redução da autonomia em ambiente clínico e ao aumento da pressão para atender muitos pacientes por dia – sou avaliado por isso –, criou as condições ideais para o aumento da ansiedade e da estafa.

Assim, com recursos do hospital onde trabalho, meu laboratório desenvolveu um estudo simples para avaliar se o treinamento em atenção plena poderia ajudar os médicos a tomar consciência dos ciclos de hábito da preocupação; a meta era reduzir a ansiedade e a estafa. (Falarei mais sobre atenção plena nos Capítulos 6 e 8.)

Sabemos que a aprendizagem baseada em recompensas reforça comportamentos em contextos específicos (não se esqueça: ela é projetada para nos ajudar a lembrar onde estão as fontes de alimento). Portanto, em vez de oferecer o treinamento de atenção plena em uma clínica ou um ambiente de pesquisa, sugerimos que os participantes do estudo usassem nosso aplicativo (que se chama Unwinding Anxiety, ou "Desconstruindo a ansiedade") na vida cotidiana. Configuramos o app para fornecer treinamento em atenção plena com vídeos curtos diários (menos de 10 minutos), animações e exercícios para praticar na hora em que as pessoas sentissem a ansiedade chegando. Com os 30 módulos centrais, os participantes poderiam, primeiro, mapear seus ciclos de hábito de ansiedade e depois aprender a lidar com eles (usando as ferramentas que você conhecerá adiante neste livro). Esse formato é bastante conveniente para médicos muito atarefados, porque é comum funcionarem no "modo mártir" e acharem difícil fazer qualquer coisa durante o tempo em que estariam ajudando os outros. (A heroína desse estudo foi minha assistente de pesquisa Alexandra Roy, que coletou e analisou todos os dados.)

Antes de começar o tratamento, 60% dos médicos que participaram do estudo tinham ansiedade moderada a grave. Mais da metade deles disse que se sentia esgotado no trabalho pelo menos algumas vezes por semana. Também encontramos uma forte correlação entre ansiedade e estafa (0,71, em que 0 é nenhuma correlação e 1 é a correlação perfeita). Depois de três meses usando o aplicativo, os médicos relataram uma espantosa redução de 57% na pontuação de ansiedade (medida pelo questionário clinicamente validado Generalized Anxiety Disorder-7). E, embora não tivéssemos incorporado ao treino nenhuma prática específica contra a estafa (o foco era apenas ajudar a reduzir a ansiedade), também notamos uma redução significativa dessa síndrome, principalmente no ceticismo em relação ao sistema, algo facilmente perpetuado pela ansiedade:

Gatilho: Receber outro e-mail dizendo que meu desempenho foi aquém do esperado
Comportamento: Pensar que o sistema é falho e que só tende a piorar
Resultado: Ficar mais cético, ter estafa

Não tenho a pretensão de que um aplicativo conserte o sistema de saúde. Na verdade, o estudo indicou fatores individuais e não institucionais que contribuem para a estafa. Por exemplo, notamos a redução de 50% do ceticismo, mas só de 20% da exaustão emocional. Faz sentido, porque o ceticismo é uma característica individual, mas a exaustão tem muitíssimo a ver com o sistema. Quando somos forçados a sacrificar a qualidade e priorizar a quantidade em favor do resultado financeiro, aprender a mapear os ciclos de hábito ajuda mais a reduzir o ceticismo do que a exaustão (e foi exatamente o que o estudo mostrou). Minha esperança é que, com o treinamento em atenção plena, os médicos e outros profissionais de saúde também aprendam a redirecionar parte dessa energia cética habitual para ver os problemas do sistema e lutar por mudanças.

Encorajado pelos dados desse estudo e com os recursos de pesquisa dos National Institutes of Health, os NIH (Institutos Nacionais de Saúde), meu laboratório fez um estudo controlado, maior e randomizado (ou seja, medimos todos os aspectos possíveis de dois grupos equivalentes que receberam tratamentos diferentes). Nele, aceitamos pessoas da comunidade em geral, tentando avaliar se era possível reduzir a ansiedade de um modo mais amplo. Nesse estudo randomizado (mais uma vez comandado por Alex), pessoas que atendiam aos critérios de TAG podiam continuar com o tratamento clínico que já recebiam (medicação, psicoterapia, etc.) ou acrescentar o treinamento em atenção plena com base no aplicativo.

Dois meses depois de usar o aplicativo Unwinding Anxiety, as pessoas com TAG mostraram uma redução de 63% da ansiedade. Quando fizemos a modelagem matemática para ver como funcionava o treinamento em atenção plena, descobrimos que reduzia a preocupação, e isso, por sua vez, deixava as pessoas menos ansiosas. Confirmamos que treiná-las para ter consciência do ciclo de hábito da preocupação e lidar com ele trazia resultados clinicamente significativos. Níveis de ansiedade do moderado ao grave estavam, agora, de volta ao normal.

Os participantes de nosso estudo ficaram satisfeitos ao ver a ansiedade cair, e 63% é uma queda imensa. Mas como é uma redução de 63% no ambiente natural? A comunidade médica desenvolveu uma métrica simples, um tipo de detector de mentiras, para ver se algo é *clinicamente significativo* – ou seja, até que ponto o tratamento tem efeito. É claro que, por ser a comunidade médica, o detector de mentiras tem uma sigla: NNT, ou *number needed to treat* (número necessário para tratar).

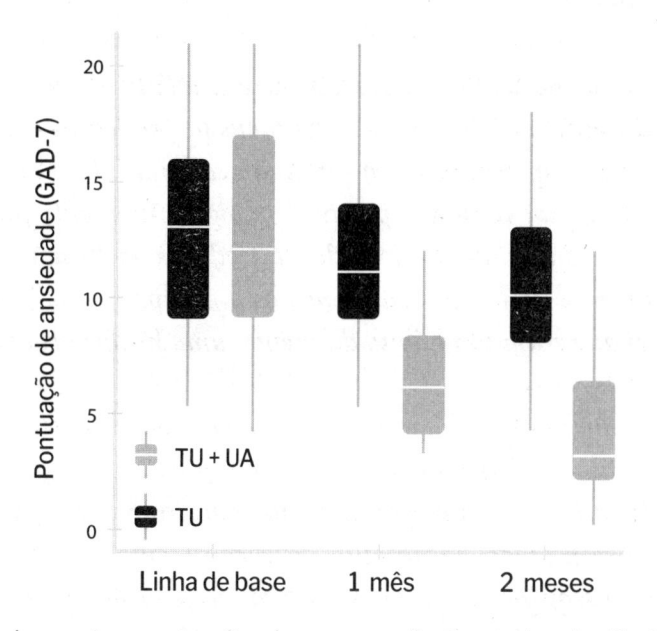

O treinamento em atenção plena com aplicativo reduz significativamente a ansiedade. A redução da pontuação de ansiedade GAD dos indivíduos que usaram o aplicativo Unwinding Anxiety (UA) foi maior do que a de quem recebeu o tratamento usual (TU).

Por exemplo, o NNT de uma classe de medicamentos padrão-ouro para ansiedade (antidepressivos, nesse caso) é 5,15 (isso significa que é preciso dar a medicação a pouco mais de cinco pessoas para ver o efeito em uma delas). É mais ou menos como uma loteria: cinco pessoas tomam o comprimido e uma delas ganha (percebe uma redução significativa dos sintomas).

O NNT de nosso estudo era 1,6.

Como clínico, fiquei empolgado ao ver um tratamento com um NNT tão baixo. Isso significa que mais pessoas ganhariam na loteria com o mesmo número de bilhetes (por exemplo, um NNT de 1,6 em vez de 5,15 significa que, para ganhar, era preciso jogar menos de duas vezes em vez de cinco). Para mim, na posição de cientista, bem como para qualquer um que goste de entender como o treinamento em atenção plena funciona para mudar hábitos, ir direto ao mecanismo também foi muito gratificante. O feedback que recebemos dos usuários foi igualmente agradável:

> *Comecei a me sentir ansioso e trouxe à mente a imagem do ciclo de feedback. Comecei a rever meus pensamentos e, quem diria, tudo o que eu pensava tinha um caminho claro que terminava no pior resultado possível em algum momento futuro. Só esse reconhecimento do ciclo de feedback já tornou meus pensamentos menos pessoais e menos preocupantes, pois identifiquei que eram um hábito da mente, uma história contada.*

> *Estou começando a achar que, esse tempo todo, enganei a mim mesmo ao acreditar que a ansiedade é produtiva, e até uma recompensa. Surge um pensamento sobre trabalho (gatilho), pulo para a preocupação ou a distração (comportamento) e, como consequência, fico mais ansiosa (recompensa/resultado). Nos primeiros dias desse programa, fiquei confusa com o ciclo e me perguntei de que modo a ansiedade seria uma recompensa. Recompensa? Ela é horrível! Mas acho que entendi uma coisa: para mim, me sentir ansiosa, por mais horrível que seja, passou a ser o jeito "certo" de me sentir, a reação apropriada quando tinha tarefas inacabadas à minha espera. Afinal de*

contas, parece lógico que esse tipo de desconforto me tornaria mais produtiva.

Entendo por que recorro à comida para evitar, encobrir ou ignorar sentimentos desconfortáveis, como raiva, tristeza ou inquietude. Quem quer sentir essas coisas? Gatilho: sentimento desagradável. Comportamento: comer alguma coisa que diminua temporariamente esse sentimento. Recompensa: ter que lidar com o sentimento desagradável e com a dor de cabeça pelo excesso de açúcar! Percebo claramente como me envolvi nesse ciclo de hábito, mas, em última análise, ele não funciona.

A ansiedade não desaparece num passe de mágica, só pela percepção de que nasceu, se desenvolveu com a repetição e se tornou um hábito que se autoperpetua. A compreensão intelectual é só o primeiro passo. Tive muitos pacientes em meu consultório que "entenderam", foram embora e não souberam o que fazer depois. Com o tempo, observei o que é realmente necessário para as pessoas irem do conceito à ação – ter a experiência direta de desconstruir a ansiedade. É melhor explicar isso com um processo de três passos que tem mais a ver com bicicletas do que com cérebros.

Cresci andando de bicicleta. Era o que me mantinha longe de encrencas. Primeiro foi minha bicicleta BMX, que só tinha uma marcha. Depois, a *road bike* de 10 marchas e, finalmente, a *mountain bike*, com o conjunto completo de 21 marchas. No *mountain bike* (ciclismo de montanha), você nunca sabe se vai subir um morro íngreme, pedalar em um circuito plano ou zunir morro abaixo. É por isso que todas essas marchas são práticas: a primeira me levava morro acima e a 21ª me ajudava a descer voando pelas trilhas que eu havia acabado de subir. Também é por isso que os carros têm marchas: para avançar, seja qual for o terreno.

A analogia das marchas me veio depois que desenvolvi nosso programa para ajudar quem enfrentava o estresse comendo em excesso (chamado Eat Right Now – que pode ser traduzido como "Coma agora mesmo" ou como "Coma direito agora"). Quem participa do programa tem acesso livre a uma *live* semanal comigo para fazer perguntas sobre a prática e a ciência da atenção plena. Tento assegurar que todos entendam os conceitos e usem as práticas da maneira adequada; quando encontram dificuldade, dou dicas para avançarem. Depois de cerca de um ano organizando grupos on-line e presenciais no Mindfulness Center (Centro de Atenção Plena, primeiro na Faculdade de Medicina da Universidade de Massachusetts e hoje na Universidade Brown), notei uma tendência: as pessoas pareciam seguir naturalmente três passos simples. Foi quando pensei nas marchas, uma analogia que servirá como um arcabouço pragmático para você utilizar enquanto lê o livro.

A Parte 1 (primeira marcha) vai ajudá-lo a mapear seus ciclos de hábito da ansiedade.

A Parte 2 (segunda marcha) vai estimulá-lo a aproveitar o sistema de recompensa do cérebro para trabalhar sistematicamente a ansiedade (e outros hábitos).

A Parte 3 (terceira marcha) vai ajudá-lo a aproveitar sua capacidade neural própria e natural para se afastar dos hábitos ligados à ansiedade (como preocupação, procrastinação, autocondenação) e adotar hábitos novos e potencialmente melhores (como curiosidade e bondade).

Em termos gerais, descobri que as pessoas dominam imediatamente a primeira marcha (pelo menos em termos conceituais), mas tendem a resistir um pouco quando chegam à segunda. Mesmo assim, a maioria é capaz de desenvolver a habilidade de passar à terceira bem depressa, polindo, construindo e refinando sua habilidade nessa marcha nos anos seguintes. Alguns passam bastante tempo pedalando na primeira e na segunda marchas antes de estarem prontos a fazer a transição para a terceira. Não importa onde você se situe nesse espectro, todas as marchas o levam a avançar, e os próximos passos lhe darão tanto o entendimento conceitual quanto as práticas necessárias para sair dos ciclos da ansiedade (e de outros hábitos) de uma vez por todas.

PARTE 1

O MAPA DA MENTE: PRIMEIRA MARCHA

Ninguém pode voltar para recomeçar, mas qualquer um pode começar hoje e criar um novo final.

— MARIA ROBINSON

CAPÍTULO 5

Como mapear a mente

Minha clínica ambulatorial de psiquiatria é especializada em ansiedade e dependência em geral. Eis a história de um dos meus pacientes.

John (nome fictício), um homem de 60 e poucos anos, me foi encaminhado pelo clínico-geral para tratar o alcoolismo. Os fatos eram claros. John tomava de seis a oito drinques praticamente toda noite. Quando perguntei o que provocava o ato de beber, John me contou que era autônomo e não conseguia parar de pensar em todo o trabalho acumulado na mesa dele. Isso o deixava ansioso. Ele atenuava essa ansiedade assistindo a um programa ou um filme em vez de fazer o trabalho que precisava ser feito. No fim do dia, percebia que não tinha feito nada, o que aumentava sua ansiedade, e bebia para amortecer esse sentimento. Na manhã seguinte, John acordava de ressaca, sentia-se ainda mais culpado e dizia a si mesmo que faria tudo diferente naquele dia. Mas sua força de vontade só durava cerca de uma hora, e logo ele estava de volta, repetindo o mesmo padrão, dia após dia. (Falarei mais sobre o fracasso da força de vontade no próximo capítulo.)

Puxei uma folha de papel em branco e, juntos, mapeamos seu ciclo de hábito primário ao beber:

Gatilho: Ansiedade no fim da tarde
Comportamento: Começar a beber
Recompensa: Amortecimento, esquecimento, ficar bêbado

Esse ciclo de hábito parece muito simples no papel, mas, por estar preso nele, John não conseguia enxergá-lo sozinho. Expliquei-lhe que era assim que seu cérebro aprendia e sobrevivia e que ele não devia se recriminar por ter dificuldade em lidar com aquilo. Muita gente bebe para aliviar a ansiedade. Quantos não foram apresentados à bebida nas festas do ensino médio e logo aprenderam que beber os deixava menos tímidos e mais à vontade?

A etapa seguinte foi mapear o ciclo de hábito relacionado à procrastinação:

Gatilho: Ansiedade pela manhã ao ver quanto trabalho há para fazer
Comportamento: Procrastinação
Recompensa: Evasão

Para John, algumas consequências desses ciclos de hábito eram muito graves. Ele estava bem acima do peso (uma dose de uísque, sua bebida preferida, contém mais de 100 calorias, então ele ingeria quase 1.000 calorias só de álcool todos os dias) e tinha sintomas de lesão no fígado. Além disso, sua empresa ia mal, porque ele atrasava as entregas (apesar de ser um ótimo profissional e gostar do que fazia).

Poucos minutos depois de conhecê-lo e ajudá-lo a mapear seus ciclos de hábito, observei que o comportamento de John mudou drasticamente. Ele havia chegado ao consultório ansioso e sem esperanças de mudar. Depois de compreender que a ansiedade provocava a ingestão de bebida como um meio de amortecer sentimentos ruins, o que até aquele momento ele não percebia, John ficou animado.

Muitos pacientes meus passam anos sem saber como seu cérebro funciona. É incrivelmente gratificante quando entendem seus ciclos de hábito pela primeira vez. É como se estivessem em um quarto escuro e, em vez de perambular trombando em móveis, de repente alguém acendesse a luz, iluminando a escuridão da mente.

Mandei John para casa com a simples instrução de começar a mapear todos os seus ciclos de hábito ligados à ansiedade.

Algumas semanas depois, John retornou ao meu consultório e, antes mesmo de se sentar, começou a me descrever, empolgado, o que havia aprendido sobre sua mente. Além de mapear com clareza os ciclos de hábito da ansiedade, ele percebeu que beber só piorava seus problemas, inclusive de saúde: as ressacas contribuíam para aumentar a ansiedade e a dificuldade de se motivar a cada dia para fazer seu trabalho. John parou de beber de uma hora para outra.* Percebeu que seu problema primário era a *ansiedade* e que beber não estava ajudando. Na verdade, só piorava a situação.

John também descobriu outro ciclo de hábito importante no modo como interagia com a esposa. Ele é americano, e ela, chinesa. O fato de terem sido criados em culturas diferentes contribuía para a ansiedade do meu paciente. Em geral, o relacionamento era bom, mas às vezes ela elevava a voz de um jeito que culturalmente pertencia ao contexto dela, mas não ao dele, e John ficava ansioso e reagia gritando. Numa conversa informal, se ela se empolgava com alguma coisa e seu tom de voz mudava, era o bastante para desencadear a ansiedade dele.

Gatilho: Tom de voz da esposa
Comportamento: Medo de que haja conflito
Resultado: Ansiedade

John ficou entusiasmado com essa descoberta, pois durante anos isso havia causado brigas em seu relacionamento. Se ele gritava, ela, por sua vez, ficava confusa, sem entender o motivo, então reagia à reação dele, e assim por diante.

Gatilho: Ansiedade
Comportamento: Gritar com a esposa
Resultado: Briga conjugal

---

* Preciso fazer um alerta. Se você bebe muito e acha que vai parar de repente, como John, consulte o médico antes. Se soubesse que John ia fazer isso, eu teria recomendado que o ajudássemos a se desintoxicar com cuidado, em casa ou numa clínica, porque parar de repente pode causar problemas de abstinência, convulsões e até a morte. John teve sorte por conseguir se desintoxicar em casa sem problemas.

Depois de mapear essa série de ciclos de hábito, o casamento dos dois melhorou muito. Mas nosso trabalho não estava completo. Então John lidou com um conjunto de novos comportamentos baseados nos insights recentes. Assim, sempre que sua esposa elevava a voz com empolgação, ele lembrava a si mesmo que uma reação exagerada por parte dele se devia ao hábito, inspirava fundo e respondia com calma. Aquela bolha de ansiedade tinha estourado.

John é um bom exemplo da primeira marcha, em que apenas descrevemos a nós mesmos os ciclos de hábito que nos mantêm em lugares emocionais nocivos. Mapeamos o modo como as peças se encaixam e pressionam umas às outras. Às vezes, a mera consciência dos padrões de hábito nos ajuda a sair deles com resultados significativos. Outras vezes, precisamos de auxílio pelo caminho.

Quantas vezes você lutou, tentando se forçar a superar velhos ciclos de hábito, e fracassou? Como consertar algo que não se sabe como funciona? Mapear os ciclos de hábito é uma ótima maneira de começar. Definiremos essa iniciativa de mapeamento como "primeira marcha".

PRIMEIRA MARCHA

A primeira marcha consiste em identificar com clareza nossos ciclos de hábito e seus componentes: gatilho, comportamento e recompensa. Vale dizer que *recompensa* é um termo cerebral, o resultado do comportamento que, em algum momento, trouxe compensações. Por isso o comportamento foi reforçado. Agora talvez não seja tão compensador assim, e você pode pensar no ciclo de hábito simplesmente como um gatilho, um comportamento e um resultado.

Exercício de mapeamento mental

Se estiver preparado, tente mapear nos próximos dias os componentes do GCR (G = gatilho, C = comportamento, R = resultado) de seus ciclos de hábito da ansiedade (ou outros) e veja a clareza que isso lhe traz. Não se preocupe em mudá-los ainda; aprender como sua mente funciona é o primeiro passo dessa mudança. Não se apresse. Você pode baixar um modelo de mapeamento mental em meu site www.drjud.com/mapmyhabit (em inglês) ou, como fiz com John, pegar uma folha de papel em branco, escrever os três componentes e começar a mapear seus ciclos de hábito. Comece pelos mais óbvios.

Uma palavra de atenção
Como se vê no exemplo de John, mapear os ciclos de hábito parece relativamente fácil. Depois que você começa a vê-los com clareza, fica dificílimo "desver". Isso é importante, não é? (É.)

Frequentemente, ao virem à minha clínica ou usarem um de meus aplicativos com programas de treinamento em atenção plena, os pacientes conseguem mapear seus ciclos de hábito com bastante rapidez. Como aconteceu com John, é comum verem mais de um. Então ficam empolgados por terem aprendido como sua mente funciona e caem numa irônica armadilha do hábito: tentar se consertar imediatamente. É como você ouvir um som esquisito no carro, chamar o mecânico e, depois que ele explica o problema, tentar resolvê-lo sem ajuda, achando que consegue consertar. O que acontece? Você acaba levando o carro de volta à oficina para corrigir o problema original e o que você criou tentando arrumar. Não caia nessa armadilha!

Vamos mapear juntos esse ciclo de hábito extra:

Gatilho: Começa a ver os ciclos de hábito com clareza
Comportamento: Tenta resolver usando as ferramentas do passado
Resultado: (Surpresa!) Não dá certo

Adiante, falarei sobre como se estabelecem ciclos de hábito aparentemente não compensadores.

Além disso, você pode até reforçar outros ciclos de hábito inúteis, como se frustrar e se julgar. (Não se preocupe, há um capítulo sobre como trabalhar esse tipo de ciclo.)

Antes de tentar superar a ansiedade e mudar seus hábitos, você precisa saber como sua mente funciona e como ela estabelece esses hábitos, inclusive o ciclo de tentar se consertar. A compreensão intelectual ou conceitual é só o começo. Primeira marcha é primeira marcha: ela produz velocidade e ímpeto para que mais tarde, quando tiver todas as ferramentas à mão, você consiga mudar seus ciclos de hábito.

Quando eu era garoto, meu filme favorito, uma paixão adolescente, era *Karatê Kid*. Eu me mudei de casa várias vezes quando criança e, por isso, me identifiquei totalmente com o personagem Daniel (interpretado por Ralph Macchio), o menino novo no bairro que é perseguido pelos garotos populares. E que moleque adolescente não quer namorar a Ali (Elisabeth Shue), a garota que ele acaba conquistando quando aprende a ser quem é? No momento em que Daniel recorre às artes marciais para se defender, o Sr. Miyagi (o mestre de Daniel, interpretado por Pat Morita) não se contenta em lhe ensinar apenas golpes aleatórios. Daniel queria aprender caratê, mas o Sr. Miyagi conhecia a armadilha mental de aprender algo conceitualmente, se empolgar e sair praticando sem saber *como* fazê-lo. Não se pode ler um livro escrito por Bruce Lee e sair por aí tentando ser o Bruce Lee. Os conceitos não se tornam sabedoria num passe de mágica. Na verdade, é preciso trabalhar para que eles se traduzam em conhecimento *por meio da própria experiência*.

Toda aquela história de "passe a cera, tire a cera", de pintar cercas e de polir carros valeu a pena para Daniel quando ele percebeu que o Sr. Miyagi tentava ajudá-lo a não cair na armadilha de achar que sabia caratê e, depois, se ver em apuros tentando imitar os filmes de artes marciais. O Sr. Miyagi ensinava Daniel a pôr os conceitos em ação.

Você consegue se identificar com esse ciclo de hábito?

Gatilho: Ver um novo livro sobre ansiedade (ou mudança de hábitos)
Comportamento: Devorar o livro em um único dia
Resultado: Entender os conceitos, mas não mudar o hábito

Na mudança de hábitos, os conceitos são importantes. Quando começar a mapear seus hábitos, você colocará esses conceitos em ação. Observe que mapear não é igual a consertar ou ser consertado. É verdade que ao mapear um hábito inútil, como John fez, você pode parar rápida e facilmente de praticá-lo. Recebi alguns e-mails de agradecimento de pessoas que assistiram ao meu TED Talk de 10 minutos ("A Simple Way to Break a Bad Habit", Um jeito simples de perder um mau hábito) e pararam de fumar, de procrastinar na faculdade, etc. Mas, se fosse sempre tão simples assim, todo mundo que tem dificuldade com a mudança de hábitos jogaria o(s) hábito(s) pela janela, sem olhar para trás, depois de assistir a esse vídeo curto. Os TED Talks podem ser inspiradores e informativos, mas, em geral, não passam disso; precisamos de paciência no processo para obter resultados.

A maioria de nós tem hábitos há muito tempo; mapeá-los, tanto conceitual quanto experimentalmente, é só o primeiro passo para mudá-los. É por isso que o primeiro terço deste livro se dedica ao mapeamento. Não o pule. Não vá direto para a seção de "conserto", pois estará caindo na armadilha de achar que sabe o caminho para a mudança de hábito. Faça o exercício de "passe a cera, tire a cera", pois ele é fundamental para você aprender o processo por experiência própria.

MUDAR HÁBITOS PODE DAR MUITO TRABALHO, MAS...

Durante cinco anos, ensinei alunos do curso de Medicina de Yale a ajudar seus pacientes a parar de fumar.

Quem me deu essa aula foi um psiquiatra experiente que resumiu tudo o que havia aprendido em um discurso de 45 minutos. Aqueles 45 minutos eram a única oportunidade nos quatro anos de faculdade em que o assunto era abordado. Para que aquilo fosse útil e causasse impacto, os alunos precisavam decorar, internalizar e consolidar tudo.

O máximo que consegui foi mandá-los fazer um treino oral em que eu ordenava com a máxima seriedade: "Repitam a seguinte frase comigo."

Não foi meu melhor momento, mas foi o máximo que pude fazer para mantê-los acordados e aprendendo.

A primeira frase que eles deveriam repetir comigo era: "Como seu médico, a coisa mais importante que posso lhe dizer hoje é: parar de fumar é o melhor que você pode fazer pela sua saúde." Continuei: "De maneira clara, forte e personalizada, insista em que todos os fumantes larguem o cigarro." A pergunta a fazer ao fumante em seguida era: "Está disposto a tentar parar desta vez?" Talvez um pouco espantados ao ver o professor da Faculdade de Medicina usar técnicas de ensino do jardim de infância, a maioria dos alunos apenas repetia as frases. Para tornar a aula mais envolvente, eu cronometrava a velocidade com que conseguiam falar (quem não gosta de uma pequena competição?). Mais de uma década se passou entre aquelas aulas e este livro, mas as frases que acabei de citar ainda são o "padrão-ouro" para ajudar as pessoas a parar de fumar. Se não acredita em mim, pode pesquisar.

A repetição é decisiva na formação de hábitos, e eu queria que eles repetissem essa frase o máximo de vezes possível no pouco tempo que passaríamos juntos. Mas devia haver um jeito melhor de ajudar as pessoas a mudar seus hábitos!

A questão é que mudar hábitos *dá* muito trabalho, mas esse trabalho não precisa ser chato nem doloroso.

Portanto, repita comigo:

"Mudar um hábito dá muito trabalho, mas não tem que ser doloroso."

"Mudar um hábito dá muito trabalho, mas não tem que ser doloroso."

Mais uma vez, para não esquecer:

"Mudar um hábito dá muito trabalho, mas não tem que ser doloroso."

Você acabou de decorar uma parte importantíssima da mudança de hábitos. O próximo passo é ver se você realmente consegue hackear a máquina formadora de hábitos do seu cérebro e, em vez de brigar com ela, aproveitar o poder dela para fazer o serviço por você. Dessa maneira, seus músculos mentais não se cansam e não precisam doer.

CRIE SEU PRÓPRIO ROTEIRO

Os bons filmes e os roteiristas de sucesso tornam seus roteiros interessantes seguindo o arco da jornada do herói mítico, que existe desde que as primeiras histórias foram contadas e que foi codificado pelo escritor Joseph Campbell em 1949. No setor de entretenimento, essa se tornou a fórmula básica para criar ganchos (problemas a serem resolvidos e o enredo de como resolvê-los), contar a história de um jeito envolvente (tensão, luta, dificuldades, etc.) e assegurar um final não necessariamente feliz, mas que tenha um bom desfecho (solução). Talvez você até veja os elementos da aprendizagem baseada em recompensas que nos empolgam na continuação daquele filme que adoramos ou no próximo livro da série Harry Potter:

Gatilho: Tensão
Comportamento: Jornada do herói, com luta, etc.
Resultado: Solução

Quando uma boa história termina, ficamos ansiosos por outra.
Essa mesma fórmula segue valendo na era das maratonas de Netflix, Amazon e outros *streamings* de vídeo, mas com uma diferença: o que acontece quando você tem uma série inteira – como *Game of Thrones* – e quer que o público retorne a cada nova temporada? Isso mesmo: você tira a parte da solução e deixa o ciclo assim:

Gatilho: Tensão
Comportamento: Jornada do herói, com luta, etc.
Resultado: Sem solução

A falta de solução é como você sentar no bosque para descansar depois de uma longa caminhada e, de repente, perceber que está sobre um formigueiro. Quando começa a sentir aquela comichão implacável, seu cérebro entra em alerta máximo e grita: "Fogo! Fogo! Apague o fogo!" Felizmente, a Netflix deixa o extintor de incêndio ao seu alcance com a opção "próximo episódio"; na verdade, ela pressupõe que você não conseguirá esperar e até toma a liberdade de apertar o botão por você.
Para mudar seus próprios hábitos, você tem que se identificar com o herói da história (é fácil, pois é você mesmo), com a trama (os hábitos

que tem), com o enredo (por que você tem que comer os M&Ms verdes antes dos marrons?), com a tensão (você consegue?) e com a solução (consegue, sim!).

Neste livro, vamos nos ater ao roteiro. Por isso você precisa mapear seus ciclos de hábito com zelo e atenção. Sim, como Daniel-san em *Karatê Kid*, que não gostava muito de encerar o chão, pintar cercas ou lavar carros, você pode descobrir que mapear a própria mente é um trabalho chato e braçal. E *é* trabalho duro. Mas mapear a mente é fundamental para ajudá-lo na sua própria jornada do herói, de modo que, no fim, você tenha uma baita história (real) para contar.

CAPÍTULO 6

Por que suas estratégias anteriores contra a ansiedade (e contra os maus hábitos) fracassaram

Agora que você conhece alguns pontos essenciais do funcionamento do seu cérebro, vamos às soluções. Os psicólogos e especialistas em tratamentos diversos identificaram várias estratégias para romper hábitos prejudiciais – da ansiedade a comer em excesso e procrastinar. No entanto, em geral, a eficácia dessas terapias depende da genética de cada um. Felizmente, a ciência moderna revelou que algumas práticas ancestrais podem unir o cérebro antigo e o novo para derrotar esses maus hábitos, não importa se você ganhou ou perdeu na loteria genética.

Antes, porém, lembre-se de que nosso cérebro antigo está configurado para nos ajudar a sobreviver. Além da aprendizagem com base em recompensas, ele tem outra carta na manga: assim que possível, pega o que aprende e desloca o aprendizado para a memória "muscular". Em outras palavras, nosso cérebro é configurado para formar hábitos, de modo que possamos liberar espaço e aprender coisas novas.

Imagine se você se levantasse todas as manhãs e tivesse que reaprender a ficar em pé, a vestir as roupas, a andar, a comer, a falar – ao meio-dia você estaria exausto. No "modo hábito", agimos rapidamente, sem pensar, como se o cérebro antigo dissesse ao novo: "Não se preocupe, já cuidei disso. Não precisa gastar energia aqui, pode pensar em outras coisas." Em parte, é com essa divisão de trabalho que as áreas mais novas do cérebro, como o córtex pré-frontal, o CPF, desenvolveram a capacidade de pensar e planejar.

Também é por isso que os antigos hábitos continuam existindo mesmo depois de você fazer um mapeamento meticuloso. Ninguém quer passar um lindo fim de semana em casa, arrumando a bagunça do armário, se ainda há espaço para guardar mais lixo. Só quando o armário está lotado é que você é obrigado a arrumá-lo. Bom, acontece a mesma coisa com o cérebro, que não se incomoda com a velharia até que ela atinja um nível perigoso. As áreas mais novas preferem se ocupar com assuntos "mais importantes", como planejar as próximas férias, responder a e-mails, aprender os truques mais recentes para manter a calma num mundo frenético e pesquisar as tendências nutricionais de hoje.

Além de pensar e planejar, o CPF também é a parte do cérebro a que recorremos para controlar nossas vontades. O cérebro antigo funciona no "modo escassez" e vive preocupado com a fome. Quando você vê um salgadinho, seu cérebro antigo manda você agarrá-lo, pensando "Calorias! Sobrevivência!". Talvez você se lembre da estranha corrida para comprar mercadorias – papel higiênico, farinha, macarrão – nos supermercados no início da pandemia de covid-19. Se você estiver na loja e vir o carrinho de alguém cheio, correrá para pegar o que restou, mesmo que tenha bastante em casa. Em contraste, seu cérebro novo diz ao antigo: "Espere aí. Você acabou de almoçar. Isso não é saudável. *Além disso*, você nem está com fome!" ou "Temos muito papel higiênico. Não precisamos comprar mais agora." O cérebro novo é aquela voz racional que lhe diz para comer a salada antes da sobremesa. Também é ele que o ajuda a manter as resoluções de Ano-Novo (e, ironicamente, é a mesma voz interior que o condena quando você fracassa – falarei sobre isso adiante).

Agora, vamos discutir algumas estratégias que, segundo lhe disseram, poderiam ajudá-lo a lidar com a ansiedade e outras emoções negativas ou a mudar maus hábitos entranhados (estratégias que você pode já ter tentado). Vamos discutir também por que talvez não funcionem. Isso será a base para que você entenda como elas se aplicam aos ciclos de hábito da ansiedade, como se preocupar demais.

ESTRATÉGIA ANTI-HÁBITO Nº 1: FORÇA DE VONTADE

Quando você usa sua reserva de força de vontade, seu cérebro novo deveria dizer ao antigo para simplesmente pedir salada em vez de hambúrguer, não é? Se você é ansioso, deveria ser capaz de dizer a si mesmo para relaxar e, então, ficar mais relaxado. Parece que a força de vontade deveria funcionar assim, mas há duas grandes ressalvas.

Primeiro, pesquisas recentes têm questionado algumas ideias consagradas sobre a força de vontade. Alguns estudos mostram que esse recurso é atribuído geneticamente a meia dúzia de sortudos; outros defendem que a força de vontade em si é um mito. Mesmo as pesquisas que apontam que a força de vontade é real tendem a concluir que, na verdade, as pessoas com mais autocontrole não têm mais sucesso do que outras no cumprimento de suas metas. Na realidade, quanto mais esforço investem, mais esgotadas elas ficam. Apertar o cinto, cerrar os dentes e se obrigar a fazer o que precisa ser feito podem ser estratégias contraproducentes que talvez ajudem a curto prazo (ou pelo menos levem você a achar que está fazendo alguma coisa), mas não a longo prazo, que é o que de fato importa.

Em segundo lugar, embora a força de vontade possa ser boa em condições normais, você se estressa (tigre-dentes-de-sabre, e-mail do chefe, briga com o cônjuge, exaustão, fome), seu cérebro antigo assume o controle e passa por cima do cérebro novo, basicamente desligando este último até o estresse passar. Portanto, justo quando você mais precisa de sua força de vontade – que reside, lembre-se, no CPF/cérebro novo –, ela não está lá, e seu cérebro antigo mandará você comer salgadinhos até seu cérebro novo voltar a funcionar. Pense no CPF da seguinte maneira: por ser uma área mais jovem do cérebro e com menos desenvolvimento evolutivo, ela também é a mais fraca. Isso significa que, na hora da tentação, depositamos toda a nossa fé na área mais franzina do nosso cérebro. Depois, nos sentimos culpados. Porém, para a maioria de nós, a ausência de força de vontade é mais um defeito do cabeamento (e da evolução) do cérebro do que uma falha nossa.

Relacionar a força de vontade à ansiedade é algo lógico, mas meio equivocado para as massas. Quando tinha ataques de pânico, minha amiga Emily (a advogada supermotivada que consegue pensar em uma saída para qualquer confusão, real ou imaginária) dizia a si mesma: "Você acha que vai morrer, mas não vai. É seu cérebro armando pegadinhas para você. *Você* decide o que vai acontecer." Ela é uma em um milhão, com um cérebro altamente treinado para atender às suas ordens. Se, quando a ansiedade aparecesse, bastasse ordenar a mim mesmo que não ficasse ansioso, eu estaria muito satisfeito em outra linha de pesquisa. Não é assim que o cérebro funciona, ainda mais quando o estresse e a ansiedade desligam as mesmas regiões que deveriam nos guiar pelo raciocínio em um momento difícil. Se não acredita em mim (nem nas evidências), experimente o seguinte: na próxima vez que se sentir ansioso, diga a si mesmo para se acalmar e veja o que acontece.

ESTRATÉGIA ANTI-HÁBITO Nº 2: SUBSTITUIÇÃO

Se você tem vontade de fazer X, faça Y no lugar. Assim como a força de vontade, a substituição se baseia no cérebro novo. Essa estratégia tem muita ciência por trás e é uma das mais usadas na psiquiatria da dependência. Por exemplo, se quiser parar de fumar, mas estiver louco por um cigarro, coma um doce. Isso funciona com um subconjunto de pessoas (e foi uma das abordagens que aprendi durante a residência), mas, como mostraram as pesquisas do meu laboratório e outras, não vai acabar com o desejo em si. O ciclo de hábito permanece intacto, mas o comportamento muda para outro mais saudável. (Tudo bem, tudo bem, depois podemos discutir se doces são saudáveis, mas você entendeu a ideia.) Como o ciclo de hábito ainda existe, é provável que você retome o antigo hábito em algum momento no futuro.

Essa também é uma estratégia sugerida para lidar com o estresse e a ansiedade. Quando ficar ansioso, distraia-se olhando fotos fofas de cachorrinhos nas mídias sociais. Uma das pessoas que usaram nosso aplicativo de ansiedade chegou a programar um *bot* que retuitava fotos de filhotes sem que ela precisasse procurar. Bastava abrir sua conta no Twitter e logo aparecia uma enorme quantidade de fotos de cachorrinhos. Isso não acabou com a ansiedade dela (nem com a procrastinação), e, como você verá na Parte 2, nosso cérebro acaba se cansando dessa tática.

ESTRATÉGIA ANTI-HÁBITO Nº 3: PREPARE O AMBIENTE

Se você ama sorvete, não tenha essa tentação no congelador. Mais uma vez, essa estratégia envolve o irritante cérebro novo. Vários laboratórios que estudam o preparo do ambiente constataram que as pessoas com bom autocontrole tendem a estruturar sua vida de tal maneira que não precisem tomar decisões envolvendo autocontrole. Quem se exercita toda manhã e compra alimentos saudáveis transforma em hábito manter a forma física e preparar refeições nutritivas; é mais fácil manter esses hábitos. Aqui, há duas ressalvas: (1) você tem realmente que adotar o hábito de fazer a coisa saudável; (2) quando escorregar, como o cérebro fixa os hábitos antigos muito mais profundamente do que os novos, você pode recair no padrão de hábito antigo e ficar por lá. Vejo isso o tempo todo em minha clínica. Meus pacientes tentam essa estratégia por algum tempo, mas voltam a fumar, beber ou usar drogas (é surpreendentemente difícil evitar lojas que vendem bebidas, a menos que você se mude para uma ilha deserta). É por essa razão que as academias oferecem descontos no início do ano. Sabem que você vai se matricular, frequentar por algumas semanas, faltar alguns dias quando esfriar ou chover, parar de aparecer e finalmente abandonar o projeto fitness. Provavelmente, repetirá o ritual em janeiro do ano seguinte, quando se sentir culpado por estar fora de forma.

Como o preparo do ambiente funciona com a ansiedade? Afinal, não se trata de uma mercadoria, como o sorvete, que podemos deixar de comprar. Seria ótimo se tivéssemos uma "zona sem ansiedade" dentro de casa, mas, mesmo que você se esforce para criá-la, a ansiedade aparecerá.

ESTRATÉGIA ANTI-HÁBITO Nº 4:
ATENÇÃO PLENA

Jon Kabat-Zinn talvez seja o mais conhecido perito ocidental em atenção plena. Quando estava num retiro de meditação silenciosa no fim da década de 1970, ele teve a ideia de desenvolver e testar um programa de oito semanas de atenção plena que pudesse ser ensinado e estudado em ambientes de tratamento médico. Assim nasceu a MBSR (sigla em inglês para *mindfulness-based stress reduction*, redução do estresse com base na atenção plena). Nas quatro décadas seguintes, a MBSR se tornou o curso de atenção plena mais conhecido e estudado do planeta.

Kabat-Zinn a define assim: "a consciência que surge quando se presta atenção no momento presente, de forma intencional e sem julgamentos". Em linhas gerais, ele indica dois aspectos da experiência: consciência e curiosidade.

Vamos analisar isso um pouquinho. Você se lembra de como o cérebro antigo reage aos reforços positivos e negativos para determinar o que fazer, e como ele é muito bom em transformar o comportamento em hábito?

Se não tiver consciência de que faz algo habitualmente, você continuará a fazê-lo habitualmente. Kabat-Zinn descreve isso como piloto automático. Se você passa de carro mil vezes pela mesma rua, a viagem se torna bastante habitual. Você tende a se desligar do cenário e da ação e pensar em outras coisas enquanto dirige, às vezes a ponto de nem se lembrar de como voltou do trabalho para casa. É magia? Não, é hábito.

Aumentar a consciência com a atenção plena ajuda a "abrir o capô" do que acontece no cérebro antigo. Você pode aprender a reconhecer seus ciclos de hábito enquanto eles acontecem em vez de "acordar" ao quase bater com o carro.

Assim que tiver consciência de seus ciclos de hábito (quando estiver no piloto automático), você poderá ficar curioso com o que está acontecendo. Por que estou fazendo isso? O que provocou esse comportamento? Que recompensa obtenho com isso? Quero continuar agindo assim?

No começo pode soar esquisito, mas a curiosidade é uma atitude fundamental que, ao lado da consciência, nos ajuda a mudar um hábito – conexão sustentada por pesquisas feitas em meu laboratório e em outros. E a curiosidade pode se tornar uma poderosa recompensa por si só. Você se lembra da última vez que ficou curioso? Essa sensação é muito boa em si – e informa a seu cérebro antigo que é melhor do que o "barato" rápido do açúcar seguido por toneladas de culpa.

Desligar o "modo hábito" liberta o cérebro novo para o que ele faz de melhor: tomar decisões lógicas e racionais.

Na sua opinião, qual destas duas situações ajuda a mudar um hábito: quando você cai em si no meio de uma farra do sorvete, envergonhado e já pensando em autopunição, ou quando simplesmente toma *consciência* de um comportamento, fica curioso a respeito dele e começa a mapear o que sua mente está aprontando?

A curiosidade é fundamental para nos tornarmos receptivos à mudança. A Dra. Carol Dweck, pesquisadora da Universidade de Stanford, escreveu sobre isso anos atrás, quando opôs os *mindsets fixos* e os *de crescimento*. Se está preso aos velhos ciclos de hábito (inclusive julgar-se), você não se abre ao crescimento (meu laboratório até mapeou uma parte do cérebro associada a essa rigidez).

Embora a pesquisa científica sobre a atenção plena ainda esteja nos primeiros estágios, já há alguns achados coerentes. Vários estudos constataram que a atenção plena atinge especificamente os vínculos essenciais do aprendizado baseado em recompensas. Por exemplo, meu laboratório verificou que o treinamento em atenção plena é fundamental para ajudar os fumantes a reconhecer os ciclos de hábito e, assim, dissociar o desejo de fumar do cigarro em si. Em outras palavras, os pacientes conseguem perceber a vontade de fumar, ficam curiosos com os efeitos dessa sensação no corpo (e na mente) e afastam o desejo em vez de fumar por hábito. O rompimento desse ciclo de hábito provocou uma taxa de abandono do fumo cinco vezes maior do que o atual padrão-ouro do tratamento.

Meu laboratório também constatou algumas mudanças extraordinárias de comportamentos habituais quando as pessoas conseguem entender o processo do ciclo de hábito e aplicam as técnicas de atenção plena. Aprender a prestar atenção provoca uma mudança comportamental não só em relação ao cigarro, mas também aos distúrbios alimentares e, como ficou claro em nossos estudos clínicos, à própria ansiedade.

Vi o poder dessa transformação na minha própria vida. Há uma frase que corrobora a máxima "Quanto menos sabe, mais você fala", que mencionei no início deste livro: "Não faça coisa alguma, fique aí sentado!" Esse paradoxo simples e poderoso teve um grande efeito em mim, tanto em termos pessoais quanto profissionais. Quando um paciente meu fica ansioso ou preocupado ainda no consultório (o que pode resultar simplesmente de me contar algo que aconteceu ou discutir um evento iminente), eu mesmo posso ser contagiado e ficar ansioso ou preocupado ("Ah, não, isso é grave. Será que conseguirei ajudar?").

Por quê? Para começar, se eu mergulhar na ansiedade e meu CPF tiver dificuldade de pensar, posso reagir da maneira habitual à minha *própria ansiedade* e tentar "consertar" o paciente para fazer com que *minha* ansiedade passe. É claro que, em geral, isso piora a situação, porque ou o paciente não sente que eu o entendi ou a solução não é boa porque não chegamos ao que o deixa ansioso (pois, sem querer, nos concentramos em mim). A frase "Não faça coisa alguma, fique aí sentado" também é um forte lembrete de que estar é fazer. Em outras palavras, por estar ali, escutando profundamente meus pacientes, faço o melhor possível por eles naquele momento: sou empático, compreendo e me conecto. Finalmente, gosto dessa frase porque ela me lembra de que o instinto da força de vontade, que me empurra a fazer alguma coisa, é em si um ciclo de hábito (bem-intencionado, mas mal-orientado) que posso apenas observar: na verdade, observar é a única "ação" necessária e, por ironia, a mais eficaz.

Pronto para refletir sobre outra pergunta durante o mapeamento dos seus hábitos de ansiedade (e outros)? Se não for sua primeira tentativa de mudar hábitos, volte e reavalie todas as estratégias anti-hábito que você experimentou com o passar dos anos. Quais deram certo? Quais fracassaram? Seus sucessos e fracassos se encaixam no que você sabe agora sobre o funcionamento do seu cérebro (e, especificamente, sobre a aprendizagem baseada em recompensas)? Se for inexperiente no jogo de mudar hábitos, você está num bom lugar, porque não estabeleceu "maus" hábitos para tentar mudar maus hábitos (isto é, estratégias que falharam, mas que você repete várias e várias vezes). Mantenha o foco e continue mapeando seus ciclos de hábito. Preste atenção na vontade de consertá-los (e mapeie isso como um ciclo de hábito). Passe a cera. Tire a cera.

CAPÍTULO 7

A história de Dave, primeira parte

Dave (nome fictício) me contou em nossa primeira sessão que, em algum momento, um ou dois anos antes, começou a ter ataques de pânico na estrada. Ele ia dirigindo muito bem, sem pensar em quase nada, quando surgia em sua mente a ideia de que era perigosíssimo guiar a 90 quilômetros por hora. "Estou dentro de uma enorme bala disparada", foi assim que ele descreveu a sensação. Os ataques de pânico ficaram tão intensos que Dave parou de dirigir em estradas.

Infelizmente, os ataques de pânico não se limitaram ao carro. Certa noite, ele estava em um restaurante japonês com sua namorada quando pensou, de repente, que talvez fosse alérgico a peixe. Ficou tão ansioso que o casal teve que deixar o local imediatamente. Em termos racionais, ele sabia que aquilo era loucura; não era alérgico a peixe e era improvável que uma alergia tivesse surgido bem naquela noite. Mas a mente pensante não tinha a mínima chance contra a voz que ecoava em sua cabeça: "Não é para discutir. Perigo! Vamos embora *agora*."

Dave continuou dizendo que não conseguia se lembrar de uma época em que não se sentisse ansioso, nem mesmo na infância. Com 20 e poucos anos, havia tentado controlar a ansiedade com o álcool (sentiu-se pior); o médico receitou medicamentos (teve medo de tomar); consultou psicólogos, terapeutas e até um hipnotizador, mas "nada disso funcionou". Então, Dave me contou que um de seus mecanismos primários para lidar com a ansiedade era comer. A ansiedade o fazia abrir a geladeira, e a comida o distraía temporariamente da ansiedade. Esse ciclo de hábito de comer o fez engordar muito. E o aumento de peso ocasionou pressão alta, gordura no fígado e apneia grave.

Gatilho: Ansiedade
Comportamento: Comer
Resultado: Alguns minutos de distração da ansiedade

E ali estava ele, aos 40 anos, com transtorno de ansiedade generalizada, transtorno do pânico e sobrepeso. A ansiedade piorou tanto que em certos dias Dave tinha medo até de sair da cama. Quando o conheci, ele buscava desesperadamente uma luz.

Na primeira visita dele à clínica, peguei uma folha de papel em branco e escrevi as palavras *gatilho*, *comportamento* e *recompensa* formando um triângulo, com setas apontando de *gatilho* para *comportamento*, deste para *recompensa* e desta de volta para *gatilho*. Empurrei a folha na direção dele e perguntei:

– Essa figura está correta? Um pensamento de medo (gatilho), como "Posso ser alérgico a peixe", leva você a sair ou evitar uma situação (comportamento) e assim você se sente melhor (recompensa)?

– Isso – respondeu Dave.

– Isso criou ciclos de hábito específicos que seu cérebro acredita serem protetores, mas que, na verdade, estão provocando a ansiedade e o pânico? – perguntei.

– Em resumo, é isso aí – disse ele.

Em poucos minutos, Dave e eu mapeamos como o sistema de sobrevivência de seu cérebro tinha sido sequestrado para transformar sua vida num ciclo interminável de preocupação ansiosa. A ansiedade provocava preocupação e evasão, que geravam mais ansiedade e evasão. Além disso, havia a obesidade e a hipertensão.

Mandei Dave para casa com uma meta simples: mapear os ciclos de hábito da ansiedade. Quais são os gatilhos de sua ansiedade? Quais são seus comportamentos? Quais são suas recompensas? Queria que ele os relacionasse e depois percebesse o que ganhava com esses comportamentos.

Essa última parte era importantíssima, pois nosso cérebro cria ciclos de hábito com a aprendizagem baseada em recompensas. Em outras palavras, quando um comportamento é compensador, aprendemos a repeti-lo. Para mim, era claro que Dave havia aprendido a evitar situações assustadoras (e a comer por estresse) porque isso fazia com que se sentisse bem.

Essas recompensas, mesmo que irracionais e inúteis a longo prazo, o mantinham preso aos ciclos de hábito. O fato de o comportamento ser compensador é que promove comportamentos parecidos no futuro, *não* o comportamento em si. Outra maneira de explicar é que o comportamento em si é menos importante do que o resultado dele; se fosse uma simples questão de identificar o comportamento e então ordenar a alguém que parasse, eu seria um feliz desempregado. "Pare de fazer isso" nunca se transformou em slogan por uma boa razão. Depois de anos de pesquisa e prática clínica, estou absolutamente convencido de que força de vontade é mais um mito do que um verdadeiro recurso mental.

Conto a história de Dave porque é um bom exemplo da simplicidade e da importância de mapear os ciclos de hábito. Não leva muito tempo e não demanda uma consulta com um psiquiatra ou psicanalista. Só exige consciência (que é gratuita).

Por exemplo, você identificou que seu ciclo de hábito é interromper alguém que está falando. Se tiver esse ímpeto em uma reunião importante, você verá o que acontece quando o mapear mentalmente antes de intervir fora de hora:

Gatilho: Pensamento "Tenho uma ótima ideia"
Comportamento: Interromper quem estiver falando e pôr para fora
Resultado: Perturbar o fluxo da reunião

Voltaremos à história de Dave no decorrer do livro, e você terá uma noção do progresso dele com o mapeamento e o trabalho com a mente, da mesma forma que você está aprendendo a trabalhar com a sua.

Os ciclos de hábito (da ansiedade e de outros) se mantêm no comando até que você os veja com clareza. O primeiro passo para recuperar o controle é prestar atenção neles e mapeá-los, evitando entrar no piloto automático e identificando para onde você está indo.

MAS UM POUCO DE ANSIEDADE NÃO AJUDA?

Nosso cérebro é brilhante na hora de fazer associações. É assim que aprendemos. Associamos bolo a algo doce e delicioso e, quando vemos um, logo queremos um pedaço. Se comemos algo estragado em um restaurante e nos sentimos mal depois, aprendemos a evitar o estabelecimento. A associação entre o restaurante e o mal-estar pode ser tão forte que chegamos a sentir náuseas só por passar em frente. Mas isso tem limites. A placa com o nome do restaurante não é tóxica em si, mas nossa mente aprendeu a associá-la a um aviso de "Não entre aí". E a mente, como boa máquina de aprendizado associativo, pode facilmente fazer conexões falsas entre ansiedade e desempenho.

O Dr. Louis Muglia, meu mentor no doutorado, me ensinou a expressão "verdadeiro, verdadeiro e não relacionado". Era assim que ele me instigava a conferir as cadeias de causalidade quando eu fazia experimentos no laboratório. Em outras palavras, eu estava estudando o comportamento ou o processo X e talvez visse Y acontecer, mas tinha que provar (a mim, a meu mentor e ao mundo) que X causava Y. X estava acontecendo (verdadeiro). Y estava acontecendo ao mesmo tempo ou logo depois (verdadeiro). Mas isso não provava que X fazia com que Y acontecesse.

Nossa mente opera assim o tempo todo. Um de meus exemplos favoritos é o dos jogadores de beisebol profissional que estão na primeira base para rebater. Eles têm vários rituais de preparação: enfiam o pé na terra, tocam certo ponto do capacete, e assim por diante. Muitos jogadores associaram esses comportamentos específicos ao sucesso: faça X, Y e Z e terá mais chances de atingir a bola. O fato é que eles podem fazer o ritual (verdadeiro) e rebater a bola (verdadeiro), mas nada prova que as duas verdades estejam relacionadas.

Muitos de nós ligamos a ansiedade ao sucesso. Quase sempre, quando dou seminários, alguém vem falar comigo depois e diz, cheio de certeza (ah, como amamos a certeza!), que nunca teria chegado aonde chegou sem a ansiedade como motor. Vejo isso também em meu programa clínico de ansiedade. Certa vez, uma pessoa descreveu esse vínculo assim: "Tive um ótimo desempenho na escola, e achei que minha ansiedade funcionava como um incentivo para eu ir bem. Lá no fundo, eu tinha medo e até hesitava em largar minha ansiedade." Outra endossou a ideia: "Tinha medo de que, se abrisse mão da ansiedade, perderia a capacidade de me pressionar a perseguir bons resultados."

Nessas discussões, seja com meus pacientes, seja com os alunos das minhas oficinas, quase ouço a voz de meu mentor na cabeça. "É verdadeiro, verdadeiro e não relacionado?", perguntaria Lou. Assim, começo a explicar que correlação não é a mesma coisa que nexo de causalidade. Passo a analisar a experiência deles para ajudá-los a identificar se estavam associando falsamente a sensação de ansiedade a um bom desempenho.

Discuti com Caroline Sutton, minha editora, a noção de que a ansiedade é fundamental para o sucesso. A certa altura, ela fez uma declaração espantosa que soou verdadeira: as pessoas romantizam sua ansiedade e seu estresse, usando-os como uma medalha; sem essa honraria, seriam inferiores ou, pior, perderiam seu senso de propósito. Para muitos, estresse é sinônimo de sucesso. Como ela disse, "a pessoa estressada está dando uma contribuição. Quem não está estressado é um perdedor".

A noção de que temos que ficar pelo menos um pouco ansiosos para ter um bom desempenho também foi romantizada na literatura de pesquisa. Em 1908, quando o campo da psicologia ainda estava engatinhando, Robert Yerkes e John Dodson, pesquisadores do comportamento animal ligados a Harvard, publicaram um artigo intitulado "The relation of strength of stimulus to rapidity of habit formation" (A relação entre a força do estímulo e a rapidez da formação de hábitos). Nesse texto, eles descreviam um experimento em que camundongos japoneses aprendiam uma tarefa com mais eficiência quando recebiam um choque moderado como reforço negativo em vez de um choque leve ou forte. Concluíram que os animais precisavam de algum nível de excitação, mas não muita, para aprender melhor. Esse artigo só foi citado 10 vezes nos 50 anos seguintes, mas, em quatro dos textos que o mencionaram, o achado foi descrito como uma lei da psicologia (hoje encontrada na internet como lei ou curva de Yerkes-Dodson).*

Em um artigo publicado em 1955, o psicólogo britânico de origem alemã Hans Eysenk sugeriu que a "lei" de Yerkes-Dodson seria válida para a ansiedade; ele especulou que o aumento da excitação *poderia* melhorar o desempenho do indivíduo em determinada tarefa. Em 1957, P. L. Broadhurst, ex-aluno de pós-graduação de Eysenk, naquele momento trabalhando como pesquisador na Universidade de Londres, publicou um artigo com o ousado título "Emotionality and the Yerkes-Dodson law" (Emotividade e a lei de Yerkes-Dodson). Nele, relatou que segurar a cabeça de um rato embaixo d'água (isto é, privá-lo de ar) durante períodos cada vez mais longos – que ele descreveu como uma medida de "intensidade de motivação imposta" – aumentava a velocidade com que o rato nadava até certo ponto, e, a partir daí, a velocidade voltava a cair um pouquinho. Ele usou os termos *motivação*, *excitação* e *ansiedade* de forma intercambiável e chegou à seguinte conclusão: "Fica claro, com esses resultados, que se pode considerar confirmada a lei de Yerkes-Dodson." (Eu me pergunto se ele levou em conta que os ratos cuja cabeça ficou submersa por mais tempo só tentavam recuperar o fôlego por um instante antes de nadar.) Com estudos que envolviam camundongos japoneses e ratos se afogando, confirmou-se a curva em U invertido de ansiedade e desempenho, uma curva normal ou em sino: um pouco de ansiedade é bom para o desempenho; muita, nem tanto.

Avancemos meio século, quando uma revisão da literatura psicológica relacionada ao estresse e ao desempenho no trabalho estabeleceu que só 4% dos artigos apoiavam a curva em U invertido, enquanto 46% encontraram uma relação linear negativa, o que significa basicamente que

---

* A mudança histórica de obscuridade para lei é habilmente descrita por Martin Corbett em um artigo publicado em 2015 intitulado "From Law to Folklore: Work Stress and the Yerkes-Dodson Law", publicado no *Journal of Managerial Psychology*.

qualquer nível de estresse inibe o desempenho. Apesar dessas diferenças claras (malditos dados!), a "lei" supergeneralizada de Yerkes-Dodson virou folclore, talvez até alcançando um status mítico nos tempos modernos, evidenciado pelo crescimento aparentemente exponencial do número de citações (menos de 10 em 1990, menos de 100 em 2000, mais de 1.000 uma década depois).

A ansiedade como medalha de honra, um componente fundamental da competência no trabalho, uma identidade assumida (*Dou graças por minha ansiedade. Onde eu estaria sem ela?*), talvez combinada à estética de um modelo explicativo pseudocientífico (*As curvas normais estão super na moda*), levou à relutância em se reavaliar essa explicação. Essa relutância não partiu só dos terapeutas (alguns escreveram livros inteiros com base nessa premissa), mas também de pacientes e do público em geral.

Se houver uma voz no fundo de sua mente lhe dizendo que a ansiedade é boa, chegou a hora de examinar se essa relação de causa e efeito é real. A ansiedade sempre leva você a ter um bom desempenho? Você já realizou algo positivo quando não estava ansioso? Talvez não esteja pronto para isso, mas vou perguntar mesmo assim: a ansiedade desgasta sua energia, dificulta seu raciocínio ou, às vezes, atrapalha seu bom desempenho? (Ops!) Para concluir, me diga: quando estão tendo um excelente desempenho, atletas olímpicos e músicos profissionais parecem nervosos? (Dica: assista a vídeos antigos de um jogo de basquete em que Michael Jordan fez 60 pontos e veja se ele está com a língua de fora; observe o desempenho de Chloe Kim, medalha de ouro na prova do *halfpipe* no snowboard nas Olimpíadas de Inverno de 2018; ou dê uma olhada no tamanho do sorriso de Usain Bolt quando ele detona os concorrentes na corrida de 100 metros.)

Enquanto avança na mudança de algum hábito, seja de ansiedade ou não, não se preocupe em identificar *todos* os gatilhos. Ao mapear os ciclos de hábito, você pode se concentrar demais nos gatilhos e perder de vista o que realmente contribui para mudá-los. Em geral, isso ocorre quando as pessoas se empenham muito em descobrir *por que* entraram neste ou naquele ciclo de hábito. É como se, caso voltassem no tempo e descobrissem em que festa de aniversário do passado começaram a gostar de bolo, pudessem num passe de mágica corrigir o problema de "ver um bolo/comer um pedaço". Saber por que algo se tornou um hábito não vai consertá-lo no presente. Na verdade, os gatilhos são a parte *menos importante* do ciclo de hábito. A aprendizagem baseada em recompensas se baseia, obviamente, em recompensas, não em gatilhos. É aí que está o tesouro. Não se preocupe, chegaremos lá na Parte 2. Por enquanto, continue mapeando seus ciclos de hábito.

CAPÍTULO 8

Uma palavrinha sobre atenção plena

Eis aqui novamente a definição de atenção plena por Jon Kabat-Zinn:

> "[A atenção plena é] a consciência que surge quando se presta atenção no momento presente, de forma intencional e sem julgamentos."

Lembre-se de que o cérebro antigo reage aos reforços positivo e negativo para determinar o que fazer. Lembre-se também de que ele é muito bom em transformar esse comportamento em hábito. A maior parte desses processos acontece de forma subconsciente. Quando não temos consciência de fazer algo habitualmente, continuamos a fazê-lo habitualmente. (Essa é a parte do piloto automático de que falei no Capítulo 6.)

Mas *podemos* ficar mais conscientes desses padrões de hábito em ação. É o que a atenção plena nos ajuda a fazer: construir a consciência para observarmos nosso cérebro das cavernas em funcionamento.

As pessoas costumam confundir atenção plena com meditação, perguntando-se se seriam a mesma coisa. Um jeito simples de visualizar isso é no diagrama de Venn, em que a atenção plena é representada por um círculo grande, e a meditação, o círculo menor dentro dele.

Atenção plena

Meditação

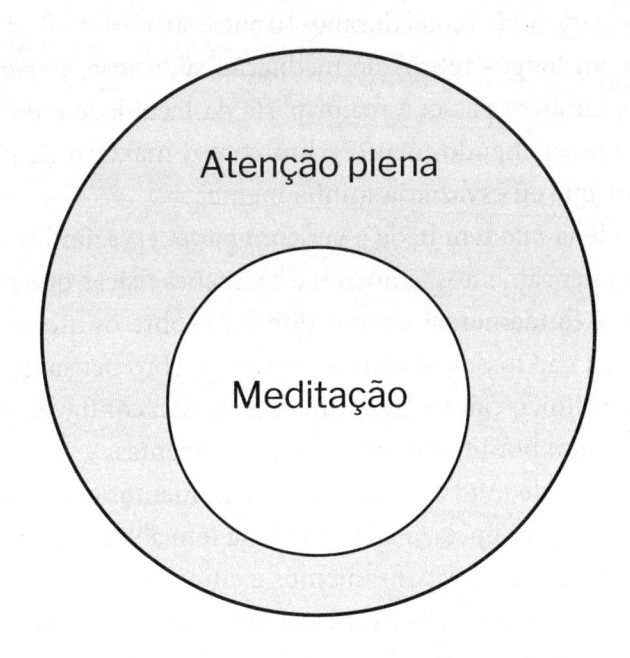

Em outras palavras, a meditação está na categoria dos modos de treinar a atenção plena. Não é preciso meditar para ter atenção plena, mas a meditação nos torna cada vez mais conscientes do que está acontecendo no momento presente. Como ginástica para o cérebro, a meditação permite construir e fortalecer os músculos da atenção plena.

A consciência também nos ajuda a prestar atenção em gatilhos e reações automáticas. Isso vai bem além da ansiedade e dos ciclos de hábito da preocupação; na verdade, aplica-se a todas as coisas às quais reagimos. Mas aqui vai um aviso: há muita desinformação por aí sobre atenção plena, apresentada como um estado de espírito especial (não ansioso) ou meramente uma técnica de relaxamento. Vejo muito isto nos pacientes de minha clínica: quanto mais tentam limpar a mente de pensamentos ansiosos ou se libertar da ansiedade, mais ansiosos ficam. A percepção equivocada mais comum se resume à pergunta que costumam me fazer quando dou aulas em retiros ou quando explico a meus pacientes a ideia de atenção plena: "Como livro a mente de pensamentos?" Isso indica, erroneamente, que o objetivo da meditação seria "esvaziar a mente".

Boa sorte para você. Tentei durante 10 anos, suando camisetas no meio do inverno em longos retiros de meditação silenciosa, e não consegui. Além disso, também passei a maior parte da faculdade e da residência treinando e preenchendo meu cérebro com o máximo de informação possível. Por que eu esvaziaria minha mente?

Atenção plena *não* tem nada a ver com parar, esvaziar ou se livrar de nada. São os pensamentos, emoções e sensações físicas que nos tornam humanos, e é fundamental termos domínio sobre os atos de pensar e planejar. Se eu não fosse capaz de usar meu cérebro pensante para obter um histórico clínico claro e fazer um diagnóstico confiável, seria dificílimo oferecer um bom tratamento a meus pacientes.

Assim, em vez de mudar ou evitar os pensamentos e sentimentos que formam nossa experiência, a atenção plena tem a ver com mudar *nosso relacionamento* com esses pensamentos e emoções.

Não é fácil. Um estudo de Harvard realizado em 2010 mostrou que podemos "viajar" em pensamentos (divagar, para ser exato) durante metade do tempo que passamos acordados. Isso é muito tempo no piloto automático.

Por ser bastante comum, é possível medir esse estado mental. Há até uma rede de áreas, a chamada RMP (rede de modo padrão, ou *default mode network*, DMN, na sigla em inglês). A RMP foi descoberta por Marcus Raichle e sua equipe do campus de St. Louis da Universidade de Washington. Recebeu esse nome porque é a ela que a mente recorre quando não está ocupada em uma tarefa específica.

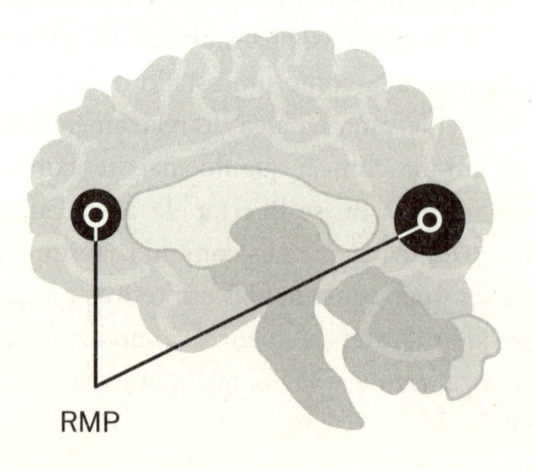

RMP

A RMP é ativada quando a mente "viaja", pensando no passado ou no futuro, presa em padrões de pensamentos repetitivos, como ruminação, ansiedade ou outros estados emocionais fortes. Também se manifesta quando sentimos desejo de consumir algo. Para o bem ou para o mal, optamos por pensamentos e lembranças relacionados a nós. Lamentamos coisas que fizemos, nos preocupamos com eventos futuros, e assim por diante.

O córtex cingulado posterior (CCP) é um eixo da RMP que interliga várias outras áreas do cérebro. Ele é interessante porque se ativa quando mostramos às pessoas imagens que funcionam como lembretes ou gatilhos de seus vícios. Por exemplo, ao ver a imagem de algumas linhas de pó num espelho, o CCP de indivíduos viciados em cocaína se ilumina; em indivíduos viciados em nicotina, o CCP pode se iluminar com a foto de alguém fumando; no caso de viciados em jogo, a imagem de uma roleta pode ativar o CCP. Basicamente, o CCP se "acende" quando somos flagrados em ciclos de hábito de desejos intensos ou outros tipos de pensamento perseverante, como a ruminação (concentrar-se na própria angústia e pensar nela repetidamente), que é a marca registrada da depressão e da ansiedade. Perseverar significa simplesmente pensar na mesma coisa o tempo todo; a preocupação é a garota-propaganda desse estado. Para deixar bem claro o conceito, darei alguns exemplos:

Ciclo de hábito do desejo

Gatilho: Ver o bolo
Comportamento: Comer o bolo
Resultado: Sentir-se bem

Ciclo de hábito da ruminação

Gatilho: Sentir-se com pouca energia
Comportamento: Pensar que se sente arrasado, que nunca conseguirá fazer nada, etc.
Resultado: Sentir-se (mais) deprimido

Ciclo de hábito da ansiedade

Gatilho: Olhar a lista de tarefas inacabadas
Comportamento: Preocupar-se porque não conseguirá fazer tudo
Resultado: Sentir-se ansioso

Vale lembrar que os indivíduos deprimidos são tão bons nos ciclos de hábito do pensamento perseverante que dois terços deles também atendem aos critérios diagnósticos psiquiátricos dos transtornos de ansiedade. Esse aspecto em comum entre a depressão e a ansiedade é um exemplo dos ciclos de hábito do pensamento perseverante que estão fora de controle; eles se alimentam de si mesmos. Por quê? Bem, uma pesquisa de Yael Millgram e colegas da Universidade Hebraica de Jerusalém indicou que a familiaridade de um estado de espírito contribui para nos acomodarmos nele. Se ficamos tristes ou ansiosos o tempo todo, essa tristeza ou ansiedade se torna familiar, um lugar ao qual sempre voltamos, como a rotina das manhãs ou o caminho habitual para ir ao trabalho. Qualquer desvio pode parecer desconhecido, assustador ou até provocar ansiedade. Do ponto de vista da sobrevivência, faz sentido: quando viajamos por um território desconhecido, temos que nos manter alertas porque ainda não sabemos se é seguro ou não. Não se esqueça: nem todos os hábitos são ruins. Eles só se tornam ruins quando nos derrubam ou nos impedem de avançar.

Podemos nos identificar tanto com os ciclos de hábito mentais que eles se tornam nossa identidade, quem pensamos que somos. Na verdade, uma das primeiras participantes de meu programa Unwinding Anxiety me escreveu o seguinte e-mail:

> *Há alguma diferença no jeito de abordar o "Eu tenho um pensamento ansioso" e o "Sou ansiosa?" [...] Estou aprendendo a usar muito bem as técnicas para trabalhar os episódios do tipo reflexivo – a ansiedade que surge num dia agitado, o estresse por descumprir um prazo, um evento iminente... Minha dificuldade está naquele tipo de ansiedade que nasce da minha*

> *percepção de quem sou e da ideia, aparentemente intransponível, de não ser suficientemente boa. Ansiedade profunda, gravada nos ossos.*

A ansiedade parecia fazer parte dela; estava "gravada nos ossos", a ponto de a paciente não conseguir mais diferenciá-la de si.

Se pesquisadores e clínicos encontrarem e compreenderem os vínculos entre o modo como as pessoas se comportam e o que ocorre no cérebro delas, encontrarão maneiras de mirar com rigor e precisão os mecanismos subjacentes. Então saberão melhor como ajudar as pessoas a fazer mudanças reais e duradouras. Como clínico, vejo o pensamento perseverante talvez como a *principal* questão que faz meus pacientes tropeçarem. Com muita frequência, esse tipo de pensamento cavou um padrão profundo no cérebro, a ponto de eles se identificarem com seus hábitos. "Sou fumante." "Sou ansioso." Se os ciclos de hábito do pensamento perseverante podem representar um perigo claro e presente para meus pacientes, e se a atenção plena talvez ajude, me senti motivado, como pesquisador, a resolver essa "merda" com ciência, como diria o personagem de *Perdido em Marte*.

Em teoria, a atenção plena e a meditação nos ajudam a ter consciência do pensamento perseverante. Em vez de ficarmos presos em um sulco de repetição do padrão de pensamento, enxergamos que estamos presos e podemos escapar, gerando, com isso, hábitos novos e mais positivos. (Nos próximos capítulos, tratarei com mais profundidade os meios específicos de fazer isso.)

A RMP é ativada quando ficamos presos no pensamento (e no desejo) perseverante. Como a atenção plena deveria, teoricamente, ajudar as pessoas a não cair nesses ciclos e permitir que se identificassem menos com seus pensamentos, nossa hipótese era a de que teria um efeito positivo sobre essa rede cerebral.

Em nosso primeiro estudo, usamos um aparelho de ressonância magnética para comparar a atividade cerebral de quem nunca tinha meditado com a de pessoas que meditavam regularmente. Explicamos aos novatos o que deviam fazer e pedimos aos dois grupos que meditassem enquanto estavam no aparelho. Quatro áreas cerebrais mostraram atividade diferente entre os meditadores e os não meditadores, e duas delas eram os eixos principais da RMP. Sim, a RMP era muito mais silenciosa nos meditadores experientes.

Esse foi um achado novo, e repetimos o experimento para ter certeza de que nossos resultados eram confiáveis. Eram. Chegamos a fazer vários experimentos de neurofeedback em tempo real para assegurar que a desativação da RMP que víamos estava alinhada à experiência subjetiva dos participantes ao observar pensamentos, emoções e desejos em vez de ficarem presos neles.

Mas a prova real de que identificamos e atacamos redes neurais específicas só aparece quando conseguimos conjugá-las com mudanças de comportamento no mundo real. Meu laboratório tentou descobrir se era possível usar aplicativos de treinamento em atenção plena para ajudar as pessoas a parar de fumar e se isso mudaria a atividade cerebral na RMP (nesse estudo, estávamos especificamente concentrados no córtex pré-frontal, o CPF). Conseguimos obter recursos dos Institutos Nacionais de Saúde para fazer um estudo no qual comparamos nosso aplicativo (que se chamava Craving to Quit, ou "Louco para parar") com o aplicativo do Instituto Nacional do Câncer (QuitGuide, ou "Guia para parar"); este último usa outras estratégias que não a atenção plena, como informações sobre a saúde dos pacientes. Examinamos o cérebro dos pacientes antes do tratamento e um mês depois, tentando avaliar se as mudanças da atividade cerebral do CPF permitiriam prever se seriam capazes de reduzir o tabagismo. Encontramos uma forte correlação entre a redução da atividade do CPF no grupo que usou nosso aplicativo, mas não no grupo que usou o aplicativo do Instituto Nacional do Câncer.

Constatamos que era verdadeira a nossa teoria de que a atenção plena mudaria a atividade cerebral de forma relacionada com o resultado clínico. Esse é um grande exemplo do tipo de pesquisa translacional que os pesquisadores e clínicos chamam de *da bancada ao leito*. A meta é traduzir ideias, conceitos e questões fundamentais da pesquisa básica em tratamentos que efetuem mudanças de comportamento em ambientes do mundo real. Aqui, é preciso mais trabalho; especificamente, são necessários estudos em grande escala que examinem o resultado a longo prazo. Mas podemos fazer esse tipo de estudo agora que temos um melhor entendimento mecanicista de como funciona a atenção plena. Esse entendimento já pode explicar por que o treinamento em atenção plena traz bons resultados nos casos de depressão e ansiedade: ele ataca aquele elemento comum do pensamento perseverante. As pessoas deprimidas perseveram no passado. As ansiosas, no futuro. Seja qual for o conteúdo (passado ou futuro), a atenção plena interfere e ajuda a desmantelar o *processo* da perseverança – tanto que o Serviço Nacional de Saúde do Reino Unido adotou um tipo de treinamento em atenção plena (terapia cognitiva baseada na atenção plena) como tratamento de primeira linha para a depressão.

Espero que este capítulo tenha ajudado você a compreender melhor o que é a atenção plena e como ela pode atacar especificamente os ciclos de hábito do cérebro. O mais importante é usar essa informação para agir. Depois de mapear seus principais ciclos de hábito, veja quantos você consegue identificar durante o dia e conte o número de vezes que eles chegaram ao topo da sua lista. Há ciclos perseverantes específicos que você consiga mapear? Pode contar quantas vezes são reproduzidos? Quais chegam ao topo da lista?

CAPÍTULO 9

Qual é seu tipo de personalidade na atenção plena?

Os organismos unicelulares, como os protozoários, têm mecanismos de sobrevivência simples e binários: movem-se na direção dos nutrientes e afastam-se das toxinas. A lesma-do-mar tem um sistema nervoso um pouco mais complexo, mas aprende basicamente da mesma maneira.

Será que boa parte do comportamento humano pode ser atribuída a uma estratégia de sobrevivência parecida com a de "aproximar-se e evitar"? Diante de perigo ou ameaça, por exemplo, você pode lutar, dar as costas ao perigo e fugir ou ficar paralisado, na esperança de não ser visto (nem farejado). Essa é a reação automática de luta/fuga/paralisia que todos temos diante do perigo. Pense na última vez que alguém gritou "Cuidado!" ou você ouviu um estrondo. Talvez tenha ficado surpreso ao ver que saiu depressa da frente de um carro que vinha a toda a velocidade, jogou-se no chão quando ouviu um ruído forte ou ficou paralisado quando a luz se apagou de repente – tudo sem tempo ou necessidade de pensar. Em nome da segurança, a parte primitiva do cérebro e do sistema nervoso cuida de tudo por você (ainda bem!). Assim como não adianta pensar para se livrar de maus hábitos, pensar para se livrar do perigo é arriscado se você tiver que agir depressa. Pensar é um processo lento demais quando o perigo está próximo; a reação tem que acontecer na mesma velocidade que os reflexos. Será que esse instinto explicaria alguns elementos habituais de nossa personalidade?

Alguns anos atrás, nossa equipe de pesquisa constatou que um "manual de meditação" do século V, chamado *O caminho da purificação*, descreve quantas tendências, comportamentos habituais e características mentais da personalidade coincidem com um desses três aspectos (luta, fuga e paralisia). Por que o escritor desse manual se deu o trabalho de explicar isso? O objetivo dele era oferecer recomendações personalizadas a quem aprendia a meditar para mudar padrões de comportamento habituais. Essa pode ser uma das primeiras descrições do que hoje chamamos de medicina personalizada: combinar o tratamento com o fenótipo do paciente.

Além disso, o autor do manual não tinha acesso a equipamentos modernos, como monitores de frequência cardíaca e de pressão arterial, máquinas de ressonância magnética funcional e eletroencefalógrafos para medir a fisiologia e a atividade do cérebro. Ele se baseava no que podia ver, como os alimentos que a pessoa consumia, seu jeito de andar, de se vestir, e assim por diante. Eis como ele descreveu o método:

Pela postura, pela ação,
Por comer, ver e então
Pelo tipo de estado ocorrido,
O temperamento pode ser reconhecido.

Suas observações decompunham as tendências comportamentais em três categorias gerais que se alinham surpreendentemente com a ciência moderna:

1. Abordagem/luta
2. Evasão/fuga
3. Nem abordagem nem evasão (paralisia)

Vamos nos debruçar sobre isso.

Imagine que você vá a uma festa. Se estiver na categoria 1 (abordagem), pode se maravilhar com a comida deliciosa que está sendo servida e, empolgado, começar a interagir com seus amigos. Na categoria 2 (evasão), talvez avalie a comida e os convidados e, mais tarde, discuta com alguém os detalhes ou algum tópico que foi debatido. Se estiver na categoria 3 (nem abordagem nem evasão), é mais provável que você siga o fluxo e a liderança dos outros.

Recentemente, nosso grupo de pesquisa levou esse método um passo adiante. Constatamos que as tendências comportamentais descritas no manual se alinham muito bem com os mecanismos modernos de aprendizagem baseada em recompensas: abordagem/luta, evasão/fuga e paralisia. As pessoas da categoria abordagem (1) tendem a ser mais motivadas por comportamentos de reforço *positivo*. As da categoria evasão (2) tendem a ser mais motivadas por comportamentos de reforço *negativo*. As que não estão em nenhuma dessas categorias (3) apenas seguem o fluxo: não são tão atraídas ou afastadas quanto os outros por uma via ou tendência de reforço positivo ou negativo nas situações agradáveis ou desagradáveis.

Essas categorias se afinaram tão bem com a ciência atual que fizemos uma medição moderna e utilizamos métodos de pesquisa psicométrica para validar nosso teste de tendências comportamentais (BTQ, ou *Behavioral Tendencies Questionnaire*), que qualquer um pode fazer (são apenas 13 perguntas).

TESTE DE TENDÊNCIAS COMPORTAMENTAIS

Classifique as afirmações a seguir na ordem mais coerente com o modo como você se comporta *em geral* (não como acha que *deveria* se comportar nem como *poderia* se comportar numa situação muito específica). Dê a primeira resposta sem pensar muito. Marque 1 na que mais combina com você, 2 na segunda resposta que mais combina com você e 3 na que menos combina com você.

1. Se eu planejar uma festa...
   ☐ quero que seja cheia de energia, com muita gente.
   ☐ quero poucas pessoas lá.
   ☐ seria de última hora e improvisada.

2. Na hora de limpar meu quarto, eu…
   ☐ me orgulho de deixar tudo lindo.
   ☐ logo noto problemas, imperfeições ou desarrumação.
   ☐ não costumo notar nem me incomodar com a bagunça.

3. Prefiro que o espaço onde moro seja…
   ☐ bonito.
   ☐ organizado.
   ☐ criativamente caótico.

4. Quando faço meu trabalho, gosto de…
   ☐ realizar tudo com paixão e energia.
   ☐ ter certeza de que tudo está exato.
   ☐ vislumbrar possibilidades futuras/imaginar a melhor maneira de avançar.

5. Quando converso com os outros, pareço…
   ☐ afetuoso.
   ☐ realista.
   ☐ filosófico.

6. A desvantagem de meu estilo de roupa é ser…
   ☐ suntuoso e exuberante.
   ☐ pouco imaginativo.
   ☐ descombinado ou descoordenado.

7. Em geral, minha postura é…
   ☐ dinâmica.
   ☐ vigorosa.
   ☐ desorientada.

8. Meu quarto é…
   ☐ ricamente decorado.
   ☐ bem arrumado.
   ☐ uma bagunça.

9. Em geral, tendo a...
   ☐ ter um forte desejo por coisas.
   ☐ ser crítico, mas lúcido.
   ☐ ficar em meu próprio mundo.

10. Na escola, eu era conhecido por...
    ☐ ter muitos amigos.
    ☐ ser intelectual.
    ☐ devanear.

11. Geralmente, me visto de um jeito...
    ☐ atraente e na moda.
    ☐ limpo e organizado.
    ☐ descontraído.

12. Eu pareço...
    ☐ afetuoso.
    ☐ pensativo.
    ☐ distraído.

13. Quando outras pessoas se empolgam com alguma coisa, eu...
    ☐ me junto a elas e quero me envolver.
    ☐ tendo a me sentir cético.
    ☐ saio pela tangente.

Agora, some os números e obtenha uma pontuação básica para a opção de cima, a do meio e a de baixo. A que tiver menos pontos é a sua maior tendência.

Opção de cima = tipo abordagem; opção do meio = tipo evasão; opção de baixo = tipo que segue o fluxo. Por exemplo, se você fez 18 pontos na opção de cima, 25 na do meio e 35 na de baixo, você tem uma tendência muito maior de ser do tipo abordagem.

Pense no BTQ como um teste de personalidade da atenção plena. Espero que ele possa ser útil na sua vida cotidiana. Ao ver e entender com mais clareza sua tendência comportamental no dia a dia, você pode aprender sobre si e suas reações habituais ao mundo interior e ao exterior. Também pode descobrir o tipo de personalidade de seus familiares, amigos e colegas de trabalho e, assim, aprender a conviver e trabalhar com eles de modo mais harmonioso.

Estar mais afinado com o tipo de pessoa que você é também vai ajudá-lo a se basear nos pontos fortes de suas tendências habituais. Por exemplo, a pessoa do tipo abordagem pode ter sucesso com marketing e vendas. A do tipo evasão pode se dar melhor em uma tarefa que exija alto nível de rigor e atenção aos detalhes, porque essa pessoa adora se concentrar em perceber coisas e prospera nessa situação. E a do tipo que segue o fluxo pode contribuir com ideias criativas em um brainstorming ou no início de um projeto grande.

Entender suas tendências habituais também o ajuda a crescer como pessoa e a evitar sofrimento desnecessário. Se você for do tipo abordagem, pode mapear todos os hábitos da vida em que tende ao exagero, nos quais querer demasiadamente uma coisa boa, na verdade, piora a situação (como comer demais, ter ciúmes dos amigos, etc.). Se você for do tipo evasão, preste atenção em comportamentos como julgar demais (a si mesmo e os outros) ou se concentrar em excesso na exatidão em detrimento do panorama geral. E, se for do tipo que segue o fluxo, você pode se concentrar em tomar consciência de situações em que evita decidir e concorda com os outros para não gerar atrito.

A seguir, veja os resumos gerais de cada tipo de personalidade. Lembre-se: são tendências, não rótulos. Em geral, todos têm uma tendência predominante e, dependendo da situação, podem se inclinar mais para outra. Por exemplo, eu e minha esposa estamos na categoria evasão. Isso pode explicar por que somos ambos acadêmicos: adoramos dedicar nosso tempo a questionar premissas e teorias, pesquisar e descobrir coisas. Como segunda tendência, ambos caímos mais na categoria abordagem do que na que segue o fluxo. Assim, quando um de nós tem dificuldade ou está em um mau dia, o outro, em vez de alimentar a fogueira do julgamento, tende a dar apoio e mostrar-se otimista e solidário.

Na verdade, conhecer nossas tendências comportamentais nos ajudou a enxergar com mais clareza nossos padrões de hábito. Quando minha esposa me conta algo que aconteceu com um colega de trabalho e tendo a julgar essa pessoa, ela indica gentilmente meu ciclo de hábito do julgamento, para que eu possa recuar e analisar a situação com mais nitidez.

Categoria "abordagem": Você tende a ser otimista, afetuoso e até popular. É sereno e pensa depressa nas tarefas cotidianas. É mais provável que se sinta atraído por coisas agradáveis. Tem fé naquilo em que acredita, e sua natureza apaixonada faz com que os outros gostem de você. Sua postura é confiante. Às vezes, pode exagerar ao perseguir o sucesso. Busca experiências felizes e boa companhia.

Categoria "evasão": Você tende a ser lúcido e mostrar discernimento. Seu intelecto lhe permite ver as coisas com lógica e identificar falhas. Entende logo os conceitos e tende a manter as coisas arrumadas e organizadas enquanto faz tudo com rapidez. Presta atenção nos detalhes. Pode até ter uma postura rígida (ou seja, você anda depressa e rigidamente). Às vezes, percebe que é crítico e intolerante demais. Talvez o vejam como perfeccionista.

Categoria "segue o fluxo": Você tende a ser tranquilo e tolerante. É capaz de pensar no futuro e especular sobre o que pode acontecer. Reflete sobre as coisas de maneira profunda e filosófica. Às vezes, se perde nos próprios pensamentos ou fantasias. Quando devaneia, costuma ficar cheio de dúvidas e preocupações. Outras vezes, pode notar que segue o que os outros sugerem e talvez seja persuadido com certa facilidade. Também costuma ser menos organizado do que os outros e parece sonhador.

Quanto mais entender como sua mente funciona, mais você será capaz de trabalhá-la. Quanto mais explorar suas próprias tendências comportamentais, mais você será capaz de tirar proveito de seus pontos fortes, crescer e aprender com os momentos em que suas tendências o fazem tropeçar.

Pense nessas tendências como uma ajuda para ver os sulcos habituais onde é mais provável que caia. Ter consciência disso será muito útil quando você passar pelo processo de mudar um hábito, porque, se não vir suas tendências básicas, não conseguirá mudá-las (seja abrindo mão de tendências inúteis, seja se apoiando em seus pontos fortes). Uma de minhas pacientes na clínica explicou muito bem. Quando estava presa num ciclo de hábito de autojulgamento (do tipo "Que burrice. Por que fiz isso?"), ela simplesmente dizia a si mesma: "Ah, é só meu cérebro", o que a ajudou a não levar tudo para o lado pessoal.

Assim, tenha em mente suas tendências comportamentais enquanto lê o restante do livro e procure aproveitar seus pontos fortes para trabalhar a ansiedade e a mudança de hábitos em geral. Talvez consiga até se afastar de algumas tendências comportamentais habituais quando elas tentarem derrubá-lo. E agora? Neste momento, você acha que está craque em mapear sua mente e pronto para dar o próximo passo? Então vamos para a Parte 2.

PARTE 2

ATUALIZE O VALOR DA RECOMPENSA NO CÉREBRO: SEGUNDA MARCHA

1. Deixe a dor visitá-lo.
2. Deixe que ela ensine.
3. Não permita que fique muito tempo.

— IJEOMA UMEBINYUO

CAPÍTULO 10

Como o cérebro toma decisões (por que preferimos bolo a brócolis)

Talvez um dos mais frustrantes ciclos de hábito da ansiedade que afligem as pessoas seja a procrastinação. Por que esse ciclo, assim como o da preocupação, dura tanto? Uma das preocupações que geralmente promovem a procrastinação é o medo do fracasso ou da inadequação. Alguém de meu programa de ansiedade explicou da seguinte maneira:

> *Tenho muita dificuldade com o "ciclo de preocupação" em que minha ansiedade se alimenta de uma refeição farta de pensamentos preocupantes e autocríticas. Para mim, uma das maiores consequências desse ciclo vicioso é a PROCRASTINAÇÃO. Estou procrastinando neste instante...*

Outra pessoa descreveu seu ciclo de hábito assim:

> *Passei a manhã toda outra vez presa no ciclo de evasão. Abro o projeto, passo para as redes sociais, perco meia hora. Volto ao projeto, pego o celular só para um joguinho, perco uma hora. A "recompensa" da evasão é que não tenho que enfrentar os sentimentos desagradáveis de estar atrasada e saber que tenho muito a fazer. O jogo ou as redes sociais me amortecem por algum tempo, permitem que eu me esconda disso.*

Gatilho: Trabalhar no projeto
Comportamento: Jogar no celular ou acessar as redes sociais (isto é, procrastinar)
Resultado: Evasão, perda de uma hora de trabalho

Aqui, a ironia óbvia é que a evasão temporária dos "sentimentos desagradáveis de estar atrasada" na verdade a atrasa ainda mais. Ela prosseguiu:

Passei os últimos 15 anos experimentando várias técnicas e ferramentas; tenho cinco aplicativos e diferentes serviços por assinatura que uso todo dia para me ajudarem a controlar o tempo e bloquear vários sites e aplicativos em determinadas horas; deixo o celular no modo silencioso quase 24 horas por dia, etc.

Preciso de orientação para lidar com a reação emocional que isso provoca. Porque, no fundo, não importa quais táticas e ferramentas eu use; se quiser procrastinar, vou procrastinar. Sempre darei um jeito.

O que tento investigar aqui é como interagir com o desejo subjacente – ou, mais exatamente, o medo subjacente. A causa da ansiedade. Trabalhei por anos e anos, tanto por conta própria quanto com meu terapeuta, para garantir que as atividades que faço são as que me dão prazer. O problema é que ainda tenho temores terríveis e profundos de não ser boa o bastante, de ser rejeitada, etc. – todos, infelizmente, sustentados por uma tonelada de eventos em que isso realmente aconteceu. Por mais que eu tente fazer alguma coisa, o medo me domina e caio no ciclo de evasão para ter alívio a curto prazo. Se táticas e ferramentas fossem a solução, eu já teria vencido a procrastinação, porque já tentei de tudo... Nem sei dizer quantas pessoas na minha vida me disseram todos esses anos: "Bom, você só tem que usar sua força de vontade e fazer o que é preciso!" Fico querendo perguntar se acham que não pensei nisso ou, pior, que pensei e simplesmente não tenho força de caráter. Nenhuma das duas hipóteses é boa.

Além de não ser aceita no exclusivíssimo clube da força de vontade – do qual são sócios minha amiga Emily e o Dr. Spock de *Jornada nas estrelas*, não muito mais gente –, nas últimas décadas ninguém ensinou a essa pessoa qual é o segredo da mudança de comportamento (o valor da recompensa) e como ela funciona.

Por que seu cérebro prefere bolo a brócolis?

Não basta dizer que "bolo é mais gostoso". A verdadeira resposta nos dá uma ideia de *por que* agimos de determinada maneira e de como podemos romper uma variedade de maus hábitos, de comer por estresse a procrastinar.

Comecemos analisando por que e como nosso cérebro forma hábitos. (Isso envolverá uma pequena repetição do Capítulo 3, portanto tenha paciência comigo.) É simples: os hábitos liberam nosso cérebro para aprender novas coisas. Mas nem toda ação se torna um hábito. O cérebro tem que escolher o que armazenar como hábito e o que não repetir. Lembre-se, você aprende um hábito com base em quanto um comportamento é *compensador*. Quanto mais compensador, mais forte será o hábito.

Isso é importante, então vou repetir: *quanto mais compensador for o comportamento, mais forte será o hábito.*

Na verdade, nosso cérebro estabelece uma hierarquia de comportamentos com base no valor da recompensa. O comportamento que proporciona a maior recompensa é o que o cérebro escolhe, e então passamos a repeti-lo. Do ponto de vista neurobiológico, provavelmente isso tem a ver com a quantidade de dopamina disparada nos centros de recompensa do cérebro quando aprendemos o comportamento. Isso chega até o nosso cérebro antigo, configurado para nos ajudar a obter o máximo possível de calorias para sobrevivermos. Por exemplo, açúcar e gordura são bastante calóricos e, quando comemos bolo, parte do cérebro pensa: "Calorias! Sobrevivência!" Assim, começamos a preferir bolo a brócolis. Um estudo do Instituto Max Planck constatou recentemente que o cérebro recebe dois disparos de dopamina: o primeiro quando provamos a comida; o segundo quando a comida chega ao estômago. Dependendo da promessa calórica, o cérebro lembra quais alimentos são mais compensadores (mais calorias = mais recompensa), por isso nossos pais nunca serviam a sobremesa junto do jantar. Se pudéssemos escolher, nos encheríamos de bolo antes de comer as verduras.

Mas não são só as calorias que contam. Nosso cérebro também aprende o valor da recompensa vinda de pessoas, lugares e coisas. Pense em todas as festas de aniversário a que você foi quando criança. Seu cérebro combina todas essas informações – o sabor do bolo e a diversão com os amigos – em um único valor "turbinado".

O valor da recompensa foi mapeado em uma área do cérebro chamada córtex orbitofrontal (COF). O COF é uma encruzilhada em que informações emocionais, sensoriais e comportamentais anteriores se integram. Ele pega todas essas informações, agrupa-as e as usa para estabelecer aquele valor de recompensa turbinado, de tal modo que possamos recuperá-lo rapidamente no futuro como uma única informação "agrupada".

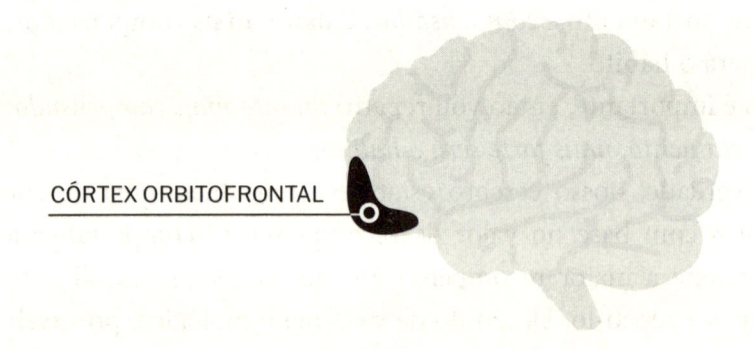

CÓRTEX ORBITOFRONTAL

Quando adulto, você vê a fatia de bolo e não precisa reaprender o sabor dela nem se lembrar do prazer nas ocasiões em que comeu, pois a associação aprendida na infância entra em ação. Comer bolo faz você se sentir bem e provoca uma reação automática e habitual. Aprender um hábito é algo como "defina e esqueça" – defina o valor da recompensa e esqueça os detalhes.

Também é por isso que é tão difícil romper os hábitos.

Se você deseja reduzir o hábito de comer automaticamente toda fatia de bolo que aparecer na sua frente, é provável que lhe digam para usar a força de vontade e não comer; muito simples. Mas você consegue realmente pensar em parar de comer? Essa técnica pode funcionar algumas vezes, mas em geral, a longo prazo, vai fracassar. Porque não é assim que o cérebro funciona.

Para mudar um comportamento, não dá para simplesmente se concentrar nele. Na verdade, é preciso abordar *a experiência que advém das recompensas* daquele comportamento. Se só precisássemos pensar para mudar comportamentos, bastaria dizer a nós mesmos para parar de fumar, parar de comer bolo, parar de gritar com os filhos quando estamos estressados, parar de ficar ansiosos em geral e, *pá!*, daria certo. Mas não dá. A única maneira sustentável de mudar um hábito é atualizando o valor da recompensa. É por isso que se chama aprendizagem baseada em recompensas.

CONSCIÊNCIA: ATUALIZE SEU SISTEMA DE VALOR DE RECOMPENSAS

E como atualizar o valor das recompensas e romper os maus hábitos da preocupação e da procrastinação, entre outros? A resposta é simples: por meio da consciência.

Precisamos dar ao cérebro novas informações para deixar claro que o valor aprendido no passado está desatualizado. Se prestar atenção no resultado do comportamento no momento presente, você conseguirá tirar seu cérebro do piloto automático do hábito e enxergar e sentir exatamente até que ponto o hábito compensa (ou não) para você agora. Essa nova informação reconfigura o valor da recompensa do velho hábito. Com isso, os melhores comportamentos sobem na hierarquia de valor e finalmente entram no modo automático (falarei mais sobre isso na Parte 3).

Eis um exemplo. Não preciso dizer aos meus pacientes que eles deveriam largar o cigarro nem que fumar faz mal; todos sabem disso desde que o caubói de Marlboro morreu com enfisema (na verdade, quatro caubóis de Marlboro morreram de doença pulmonar obstrutiva crônica). Nenhum paciente meu me pediu que o ajudasse a fumar *mais*. Então vou até onde está o tesouro: a experiência direta. Ensino as pessoas a prestarem atenção em quando fumam.

A maioria começa a fumar na adolescência e define um forte valor de recompensa para o cigarro: relacionam esse ato com ser jovem e popular na escola, revoltar-se contra os pais, etc. Eu as levo a prestar atenção em quando fumam para observar até que ponto fumar é compensador para elas *aqui e agora*. Uma mulher que fez o exercício disse que cigarro "tem cheiro de queijo fedorento e gosto de química, credo!".

Você percebeu que ela prestou atenção? Ela não estava pensando que *fumar faz mal*. Ela levou curiosidade e consciência à experiência de fumar *enquanto* estava fumando – e notou o cheiro e o gosto das substâncias químicas do cigarro. Quando a pessoa realmente presta atenção, percebe que cigarro tem gosto de lixo. Nesse quesito, a ansiedade é bastante simples: os pacientes nunca entram no consultório dizendo que não estão suficientemente ansiosos nem pedem pílulas para ficar mais ansiosos. A ansiedade é horrível.

Esse tipo de consciência é fundamental para reconfigurar aquele valor de recompensa no cérebro, o que, por sua vez, ajuda a romper o hábito.

Essa é a essência da segunda marcha.

Veja se você se identifica com o seguinte:

Você chega em casa depois de um longo dia na escola ou no trabalho. Talvez tenha sido um dia difícil; você está um pouco estressado ou apenas cansado. Ainda não é hora do jantar, mas você vai à cozinha fazer um lanche. Pega um saco de batatas fritas ou um chocolate e começa a comer sem pensar enquanto assiste à TV, lê os e-mails ou fala ao telefone.

Antes que perceba, metade do saco de batatas já se foi. Talvez você se sinta empanturrado e meio nauseado.

Vamos mapear isso.

Gatilho: Hora do dia, estresse, fome, etc.
Comportamento: Comer um petisco sem pensar
Resultado: Opa, que gosto tinham essas batatas? Eu não estava prestando atenção.

Sim, exatamente. É por isso que é tão difícil perder esses hábitos chatos. Lembra o "defina e esqueça" que mencionei antes? Seu cérebro registrou todas as vezes que você relaxou e comeu batatas fritas enquanto assistia à TV e as combinou em um único valor de recompensa: batatinhas + TV = relaxamento. O comportamento-zumbi de comer sem pensar é desencadeado assim que você entra em casa. O valor de recompensa de desestressar só será atualizado quando você começar a prestar atenção *exatamente nesse momento*. Se não fizer isso, é claro que continuará repetindo o comportamento muitas e muitas vezes, se perguntando por que não consegue se obrigar a parar.

Como vimos, a aprendizagem baseada em recompensas se baseia, logicamente, em recompensas. O comportamento traz um resultado, e esse resultado promove comportamentos futuros. Quando o comportamento é compensador, você o repete; quando não é, você para. Os budistas descrevem isso como causa e efeito; os especialistas em comportamento animal chamam de reforços positivo e negativo (ou aprendizagem por reforço ou condicionamento operante).

Não importa o nome; se quiser mudar, você terá que esfregar o focinho do córtex orbitofrontal do cérebro, o COF, nas próprias fezes para que ele sinta claramente quanto fedem. É assim que seu cérebro aprende. O comportamento não muda se o valor da recompensa continuar o mesmo. E o valor da recompensa só muda quando você aciona a consciência e enxerga o *verdadeiro* valor da recompensa, que não é o mesmo de quando você tinha 5 ou 13 anos e podia comer o saco de batatas todinho de uma só vez e depois nadar sem cãibras. Eu me refiro ao valor da recompensa neste momento da sua vida. Só então você consegue apertar aquele grande botão vermelho de reconfigurar o que compensa.

Uma mágica acontece quando você esfrega o focinho do cérebro no seu mau hábito, seja ele qual for: você começa a se desencantar do comportamento. Não quero que isso passe batido, portanto vou repetir de um jeito um pouco diferente desta vez e destacar em itálico. *Se você realmente prestar atenção de maneira concentrada e meticulosa – sem fazer pressupostos ou se basear em experiências passadas – e vir que um comportamento não é compensador neste momento, juro que começará a ficar menos animado a repeti-lo.*

Isso porque o cérebro atualiza os valores de recompensa com base nas informações mais recentes que você oferece a ele (no caso, prestando atenção em como se sente). Quando o valor muda, seu COF reordena a hierarquia de recompensas e move o comportamento menos compensador para uma posição inferior na lista de "se o gatilho for acionado, você deve fazer". Você vê (e sente) claramente que o comportamento não é tão bom quanto se lembrava, e fica menos empolgado para repeti-lo no futuro.

DESENCANTO NO ESTILO PAPAI NOEL

Da mesma forma que uma criança puxa a barba do Papai Noel e percebe pela primeira vez que é só uma pessoa qualquer de roupa vermelha e barba falsa, quando você presta atenção no resultado de seus comportamentos e atualiza o valor da recompensa no COF *não dá para voltar atrás e fingir que você não viu a mudança*. Depois de saber a verdade, não dá mais para acreditar em Papai Noel.

Quando tiver total consciência de que procrastinar atrasa ainda mais o projeto e de que cheirar o saco de batatas fritas vai lhe causar náuseas e deixá-lo num estado emocional péssimo, não dá para voltar atrás e fingir que nada aconteceu.

Toda vez que presta atenção nas suas ações, você se torna mais consciente do que realmente ganha com elas. Se notar que se sente mal quando exagera nas batatinhas, você ficará menos empolgado para comê-las na próxima vez. Não porque tenha que se forçar a não comer, mas porque se lembra do que aconteceu na última vez (e na vez anterior, e na anterior, e assim por diante). Isso também acontece com a preocupação, a procrastinação ou qualquer outro ciclo de hábito da ansiedade que você tenha aprendido com o passar dos anos.

Esse é um truque bem interessante do sistema de aprendizagem baseada em recompensas – e não tem nada a ver com força de vontade. Agora você sabe como seu cérebro funciona e pode atuar sobre ele em vez de deixar que ele atue sobre você.

DEFINIÇÃO DA SEGUNDA MARCHA: O DOM DO DESENCANTO

A segunda marcha consiste em prestar atenção no resultado de suas ações.

É aprendizagem baseada em recompensas ou o bom e velho "causa e efeito".

Quando identificar e mapear seus ciclos de hábito (primeira marcha) e estiver pronto para passar a segunda, faça a si mesmo esta simples pergunta: *o que eu ganho com esse comportamento?*

A resposta exigirá que você preste uma atenção minuciosa nas sensações, nas emoções e nos pensamentos reais, viscerais, que resultam do comportamento em questão.

ATENÇÃO: Esse *não* é um treinamento intelectual. Não caia na armadilha de, depois de entender como a avaliação de recompensas atua no cérebro, tentar pensar para se livrar dos maus hábitos e adotar outros bons. Se já tentou mudar seus hábitos de ficar beliscando, provavelmente vai se identificar com o seguinte:

Gatilho: Hora do dia, ansiedade, estresse, fome, etc.
Comportamento: Dizer a si mesmo que não deve fazer um lanchinho. Cinco minutos depois, você se distrai ou sua força de vontade fraqueja e, sem pensar, você come alguma bobagem mesmo assim.
Resultado: Sentir-se mal. Dizer a si mesmo que não devia ter feito isso.

Embora pensar seja útil no planejamento e na tomada de decisões, geralmente damos crédito demais à parte pensante do cérebro. Lembre-se:

ela é a parte mais fraca, portanto não se pode confiar nela para o trabalho pesado. Deixe-a com os pensamentos divertidos e criativos. Na hora de realmente mudar um comportamento, quem deve entrar em ação são os pesos-pesados (o COF e as outras áreas do cérebro que cuidam da aprendizagem baseada em recompensas). Como convencer o sujeito forte e grandalhão a fazer o que você quer? Contrate alguém para ser o técnico ou treinador. O técnico ajudará o peso-pesado a entender que levantar pesos pode deixá-lo mais forte e, naturalmente, o grandalhão vai ouvi-lo. Pense na consciência como o técnico do cérebro.

Se sua mente transformar o trabalho pesado em um exercício intelectual de pensamento, tentando raciocinar para deixar de se preocupar, parar de comer em excesso ou mudar outro mau hábito, apenas observe e mapeie isso como um ciclo de hábito (como os exemplos que acabei de citar). Depois, pergunte-se: *o que eu ganho com isso?*

Mas não pergunte de um jeito intelectual.

Quando fizer essa pergunta, pause a mente pensante por um instante e ponha a consciência no "modo observação" para notar o que acontece no corpo. Nesse momento, é bastante simples a consciência treinar o cérebro. Obviamente, comer um saco inteiro de batatinhas não vai ajudar você a treinar para aquela maratona nem a baixar sua pressão arterial. Se procrastinar, você não vai terminar o projeto – na verdade, é bem o contrário, ainda mais quando entra em jogo a tensão do prazo. Consciência. É aí que estão os benefícios do desencanto, como presentes sob a árvore de Natal esperando para ser abertos. Você precisa estar pronto para abri-los.

Preparado para entrar na terra do desencanto? Então vamos lá.

Agora que você aprendeu o conceito-chave para treinar seu cérebro, experimente e veja se consegue pegar o jeito. Tente dirigir na segunda marcha: mapeie um ciclo de hábito (ansiedade ou outro) para dar a partida e engate a segunda marcha concentrando-se no resultado do comportamento. Aplique a consciência na experiência incorporada e mantenha o foco na pergunta *O que eu ganho com isso?* Como sente o resultado daquele comportamento quando você o traz à mente?

CAPÍTULO 11

Pare de pensar: a história de Dave, segunda parte

Quando "vimos" Dave pela última vez, eu tinha pedido a ele que começasse a mapear seus ciclos de hábito em torno da ansiedade. Entreguei a ele nosso aplicativo Unwinding Anxiety, de atenção plena, para ajudar. Fui bem específico: esse dever de casa deveria se concentrar na relação de causa e efeito entre comportamento e recompensa. Ele precisava enxergar por si só que seus comportamentos habituais eram pouco compensadores. Assim, conseguiria um progresso significativo. De fato, naquela primeira consulta na clínica, dei a Dave diretrizes para dirigir tanto na primeira quanto na segunda marcha.

Está demonstrado que a teoria da aprendizagem baseada em recompensas é o mecanismo de aprendizagem mais efetivo que a ciência conhece. Então por que não aproveitar seu poder para desaprender velhos hábitos da mesma maneira que foram aprendidos? Por que não se concentrar em enxergar se um comportamento é compensador e, se for, repeti-lo? Se não for mais compensador, pare com ele, certo? A teoria parece – e é – simples. Mas você pode facilmente cair na armadilha do pensamento que mencionei no Capítulo 10: sabe que algo lhe faz mal, mas não basta pensar para mudar o comportamento. Não tem força suficiente. Mudar o valor de uma recompensa é o que traz os halterofilistas para levantar o peso por você. E o valor da recompensa não muda sem o técnico (consciência), que ajuda a perceber o que vale a pena (ou não) levantar. Os velhos hábitos podem mudar bem depressa com o treinamento cerebral adequado, mas não mudam de uma hora para outra (falarei sobre isso adiante).

Dave voltou algumas semanas depois, visivelmente diferente. Antes mesmo de se sentar, já contava, empolgado, as mudanças que tinham ocorrido graças ao processo.

– Mapeei meus ciclos de hábito da ansiedade – disse ele – e me sinto muito melhor só por saber como a minha ansiedade se comporta. O aplicativo me ajuda a aprender a lidar com a minha ansiedade.

Ah, ótimo, pensei. *Ele está dirigindo com confiança na primeira marcha.*
Então ele sorriu e disse:

– Ah, perdi 6 quilos.

– O quê? – perguntei.

– Vi com bastante clareza que comer para resolver a ansiedade não me ajudava. Na verdade, eu piorava, porque me sentia péssimo com meu peso – contou Dave. – Assim que entendi, foi bem fácil parar com esse velho hábito.

Esse é um grande exemplo da teoria científica em ação. Dave estava aprendendo a trazer a consciência para ajudá-lo não só a mapear os antigos ciclos de hábito, mas também a ver e sentir, por experiência própria, que o hábito de comer para aliviar a ansiedade não compensava. Seu COF vinha lhe dizendo que comer tinha um alto valor de recompensa (no que dizia respeito à ansiedade), mas, quando ele olhou a "recompensa" com atenção, não enxergou coisa alguma. Além de receber informações atualizadas trazidas pela consciência, o COF trabalhou com base nelas. Ele estava dirigindo na segunda marcha! A consciência o treinava (e treinava seu COF) na direção correta.

Nos meses seguintes, Dave foi ao consultório a cada 15 dias para eu avaliar seu progresso e orientá-lo sobre em que se concentrar enquanto trabalhava a ansiedade. No momento em que escrevo (após uns seis meses de tratamento), ele havia perdido 44 quilos (e continuava emagrecendo). Seu fígado não era mais um patê, a apneia se resolveu e a pressão arterial voltou ao normal.

E fica ainda melhor.

Um dia desses, eu estava saindo da Escola de Saúde Pública da Universidade Brown, onde havia acabado de dar uma aula sobre mudança de hábito (minha aula favorita). O prédio fica no lado sul da Main Street, em Providence, capital do estado de Rhode Island. Eu andava pela calçada quando, de repente, um carro desacelerou e parou perto de mim. O motorista abriu a janela.

– Oi, Dr. Jud! – gritou Dave com um grande sorriso no rosto.

Tenho certeza de que fiz cara de surpresa: Dave dirigindo numa rua movimentada? Esse é o sujeito que odeia estradas.

– Ah, é, agora sou motorista de Uber – disse ele. – Estou a caminho do aeroporto.

E foi embora alegremente.

Só por entender sua mente e observar os ciclos de hábito de maneira sistemática (primeira marcha), Dave conseguiu uma transformação espantosa, mas isso é apenas parte da história. Ele também foi capaz de alterar sua aprendizagem baseada em recompensas e usar a mudança para voltar literalmente ao banco do motorista (segunda marcha).

A história de Dave é incrível. Mas a segunda marcha nem sempre é fácil. Na verdade, em boa parte do tempo, prestar uma atenção tão grande no resultado de nossos velhos hábitos é puro sofrimento. Podemos nos desencantar do nosso próprio processo de desencanto (a prática da segunda marcha) e engatar a marcha à ré, andando para trás. Por quê?

Nosso cérebro evoluiu para minimizar a quantidade de dor que temos que suportar. Isso faz sentido do ponto de vista da sobrevivência. Se encostar no fogão quente, você sentirá o calor e, por reflexo, afastará a mão; isso, por sua vez, impedirá que se queime.

O mundo está cheio de panaceias vendidas para você evitar a dor e se sentir bem. Roupas, carros, comprimidos, experiências, tudo embrulhado e amarrado com belas promessas de "isso aliviará suas dores", "use isso e se sentirá bem" ou "isso fará você esquecer suas preocupações". Mas, se ficar na zona de conforto, você nunca vai crescer. A vida vai colocar todo tipo de situações no seu caminho e então você terá duas opções: criar hábitos de permissividade, distração e dormência ou aprender a lidar com as circunstâncias buscando evoluir (falarei mais sobre isso no próximo capítulo).

Além disso, parece que a segunda marcha demora demais. Você enxerga o velho hábito com clareza e logo percebe que não ganha nada com ele. Aí se pergunta por que nada muda, ainda que veja tudo isso com tanta nitidez. Acontece o tempo todo na clínica e nos programas de mudança de hábito, sobretudo com quem trabalha com a preocupação ansiosa (um ciclo de hábito claramente não compensador). As pessoas mapeiam seu ciclo de hábito e me dizem que a preocupação só lhes traz mais ansiedade. Então perguntam por que ainda não pararam de se preocupar. Viram que não é compensador e querem saber por que o interruptor não se desligou. Em momentos assim, pergunto há quanto tempo têm o ciclo de hábito da preocupação (ou de comer por estresse, ou seja lá o que for). A maioria responde: "A vida inteira." Então questiono há quanto tempo estão no programa. A resposta mais comum é 15 dias ou três semanas. (Em geral, ouvir a si mesma dizer isso é o suficiente para ajudar a pessoa a mudar seu ponto de vista.)

Num mundo de gratificação instantânea, é facílimo se treinar no ciclo de hábito da impaciência:

Gatilho: Ver a solução (para ansiedade, hábitos, problemas)
Comportamento: Querer que o problema desapareça imediatamente
Resultado: Frustração porque o problema não sumiu

Apenas mapear os ciclos de hábito e enxergar que não têm valor não desfaz num passe de mágica anos e anos de comportamentos arraigados. É aí que entra a paciência. Alguns hábitos se desfazem mais rapidamente do que outros (até Dave levou três meses para obter ganhos reais em relação à ansiedade). No caso de hábitos profundamente enraizados, o cérebro precisa expor-se várias vezes à falta de recompensa para que se forme o novo hábito de abandonar o velho comportamento. Em outras palavras, é preciso cavar aquela nova via neural que assinala "não compensador" com frequência e por tempo suficientes para que *esse* se torne o novo comportamento automático.

É como qualquer experimento científico. Um único dado diferente de mil outros dados parecidos é uma anomalia, até coletarmos mais evidências e vermos que, de fato, o que parecia atípico é que está correto. A consciência nos ajuda a obter informações exatas e atualizadas para confiarmos nos novos dados que estão sendo gerados em vez de desprezá-los como errados. Provavelmente, você consegue perceber a ironia: os velhos comportamentos habituais se baseiam em dados desatualizados, mas, por serem antigos, são familiares; por serem familiares, confiamos neles (toda mudança é assustadora). Pense que o valor de recompensa tem data de validade: só é bom por algum tempo, até se desatualizar. É importante verificar se os velhos hábitos ainda servem. É disso que trata a segunda marcha.

Como Dave, as pessoas saem dos ciclos de hábito quando se desencantam deles, mas, para isso, é preciso ter consciência do ciclo (primeira marcha) e do valor de recompensa atual do comportamento (segunda marcha). Quanto maior a frequência com que se tornam conscientes e se desencantam, mais depressa cavam a via do desencanto no cérebro. A repetição funciona quando se levanta peso para aumentar o bíceps; isso também vale para fortalecer os músculos mentais. No treinamento para uma maratona, seu técnico não vai mandar você correr 25 quilômetros no primeiro dia. Do mesmo modo, tente distribuir de maneira homogênea seu treinamento mental ao longo do dia. Na verdade, a melhor maneira de treinar o cérebro para mudar os comportamentos é transformar a vida na sua academia mental. Em outras palavras, use as técnicas que está aprendendo neste livro durante o dia para desaprender os velhos hábitos e aprender novos nos mesmos lugares e espaços que frequenta. Lembre-se: toda essa aprendizagem baseada em recompensas serve para estabelecer a memória associada ao contexto.

MOMENTOS CURTOS, MAS FREQUENTES

Fazer da vida cotidiana sua academia mental também tem a vantagem de derrubar a velha desculpa de não ter tempo de se exercitar. Quando o hábito aparecer, será preciso lidar com ele nesse instante; portanto, reserve alguns segundos para mapeá-lo e depois tomar consciência dos resultados do comportamento habitual. Se isso acontecer muitas vezes durante o dia, você terá mais oportunidades de fazer seu levantamento de peso mental e ficará mais forte (e mais desencantado dos velhos hábitos) a cada repetição da tomada de consciência. Chamo isso de "momentos curtos, muitas vezes". Se levar a consciência para os velhos hábitos durante momentos curtos, muitas vezes por dia, você desaprenderá o velho com mais rapidez e eficiência e passará ao novo. É por isso que o Sr. Miyagi fez Daniel encerar e pintar até ficar exausto. Ele tinha que garantir que o garoto cavasse essas vias até se transformarem em memória motora. Só então Daniel estaria pronto para lutar.

Se estiver se desiludindo com a segunda marcha, talvez a história de Dave possa inspirá-lo e ajudá-lo a perceber que, embora talvez não sejam fáceis, essas práticas são simples.

Continue com o treino do ciclo de hábito. Mapeie um ciclo de hábito (primeira marcha); pergunte-se *O que eu ganho com isso?*; e preste atenção nas sensações do corpo, nos pensamentos e nas emoções que surgem em consequência do comportamento (segunda marcha). Repita.

CAPÍTULO 12

Aprender (e crescer) com o passado

Como está indo a desconstrução de seus ciclos de hábito? Você é capaz de dirigir um pouco mais na segunda marcha, perguntando-se *O que eu ganho com isso?* e enxergando com mais clareza o resultado daqueles velhos comportamentos? Seu COF está recebendo informações novas e atualizadas para reconfigurar aqueles valores de recompensa no cérebro?

Examine os próximos exemplos e o que aconteceu com outras pessoas para avaliar se está no caminho certo. Começarei com alguns de nossos programas Eat Right Now e Unwinding Anxiety. Vamos explorar os elementos da primeira e/ou da segunda marcha nos textos do diário comunitário.

Eis o primeiro:

Fui adoçar meu chá com uma colher de mel e levei a colher à boca antes – "Estou tão cansada", pensei enquanto fazia isso. Mas assim que senti o gosto me arrependi. Aquilo não me ajudaria em nada. Na verdade, o gosto nem era bom. Fiquei muito agradecida por ter acontecido isso. Foi muito bom ver que a dose de açúcar não me ajudou a me sentir melhor e nem mesmo foi agradável.

Gatilho: Açúcar
Comportamento: Neurônios motores sequestrados direcionaram o
    açúcar para a boca
Resultado: O gosto não foi bom e a pessoa não se sentiu melhor

O que você acha do momento em que ela diz a si mesma "Aquilo não me ajudaria em nada"? Segunda marcha? Será? Lembra-se do *aviso* que dei no Capítulo 10, para não pensar? Se ela seguisse apenas aquele pensamento, poderia simplesmente dizer a si mesma para não fazer aquilo e, no processo, se atolar na tentativa de pensar para sair do comportamento. Esse padrão não funcionou para ela no passado.

Não se preocupe; ela passou pelo pensamento e engatou a segunda marcha. Viu a causa e o efeito com muita nitidez (o açúcar não teve gosto bom nem a fez se sentir melhor).

E mais: ela também escreveu que se sentia agradecida pelo que aconteceu. Esse é um sinal supersólido de aprendizagem, e é agradável. Ficamos agradecidos por aprender algo útil porque, com esse conhecimento, é menos provável que venhamos a repetir um mau comportamento no futuro. Aprender e fazer progressos é compensador por si só.

Outra pessoa escreveu:

Acordei com um pouco de ansiedade pelo que aconteceu na noite de ontem, mas, em vez de me entregar, fiquei curioso para ver como eu me sentia. Só isso já baixou um pouquinho o nível de ansiedade.

Gatilho: Ansiedade com os eventos da noite anterior
(Novo) comportamento: Sentir curiosidade pelas sensações corporais
Resultado: Menos ansiedade

Acrescentei *novo* na frente de *comportamento* porque, além de ser um comportamento novo para essa pessoa que baixou sua ansiedade, eu quis destacar a capacidade de sair dos ciclos de hábito usando a curiosidade. (Sim, já adianto algumas das vantagens da terceira marcha. Examinaremos isso melhor na Parte 3.) Agora, voltemos ao exemplo. Ele continuou:

Então me fiz a pergunta do desencanto nos dois lados da moeda: "O que ganho ficando ansioso com essas sensações corporais?"

[Resposta] Só mais ansiedade.

"O que ganho ficando curioso com minhas sensações e a ansiedade que estava sentindo?"

[Resposta] Um estado reduzido de ansiedade, que me permite voltar confortavelmente a dormir.

Gatilho: Ansiedade com os eventos da noite anterior
(Antigo) comportamento: Ficar ansioso com as sensações corporais
Resultado: Perceber que ficar ansioso provoca mais ansiedade

Esse é um ótimo exemplo de guinada na segunda marcha. Observe a autorreflexão ativa sobre o que ele ganhou quando cedeu à ansiedade. Veja que, na verdade, ele não se entregou nem foi sugado por ela. Em vez disso, simplesmente mapeou o ciclo e o que obteve com ele *antes*. Isso bastou para que ele engatasse a terceira marcha, que trouxe a curiosidade como um comportamento diferente.

Chamo isso de *segunda marcha retrospectiva*. "Dirigir" retrospectivamente na segunda marcha é um modo de fazer a pergunta *O que eu ganho com isso?* depois que a situação aconteceu. Isso é importante porque mostra que a segunda marcha funciona *mesmo depois do fato consumado*. Você pode aprender com a situação enquanto ela acontece e pode aprender com ela quando olhar pelo retrovisor. Nosso dorminhoco ansioso conseguiu refletir sobre as experiências anteriores de cair no poço da ansiedade; quando viu que isso era inútil e o impediria de dormir, conseguiu evitar o buraco. Às vezes, refletir em retrospecto é, na verdade, o melhor momento para aprender, porque você está menos afetado emocionalmente. Deixe a poeira baixar, examine os danos, faça anotações e aprenda. Você pode fazer isso quantas vezes quiser, contanto que a sensação ainda esteja viva e acessível.

Por "viva", me refiro à capacidade de recordar se as sensações físicas, emoções e os pensamentos que resultaram do comportamento foram compensadores (ou não). Não se trata de analisar alguma coisa intelectualmente nem de apontar o dedo mental contra si. Não tem nada a ver com *deveria*. A segunda marcha retrospectiva consiste em recordar os fatos, observar o que aconteceu e se houve recompensa, sem dar opinião. A conversa opinativa mental atrapalha e afasta você da recordação exata, dificultando a percepção da experiência incorporada que advém da lembrança. A experiência sentida e incorporada é o recurso que demonstra até que ponto o cérebro determinou que era compensadora. Se ainda for, você pode continuar aprendendo com ela.

Eis um exemplo para assegurar que você entendeu como funciona a segunda marcha retrospectiva. Trabalhei com muita gente que luta contra a compulsão de comer. As pessoas vêm ao meu consultório, desmoronam porque caíram na comilança e depois começam a se lamentar: eu *devia* ter feito isso, eu não *devia* ter feito aquilo.

Para romper essa triste obsessão pelo que devia ter acontecido, peço aos pacientes que recordem a comilança que estiver fresca na memória. Essa é a essência da segunda marcha retrospectiva: recordar e mapear o resultado de ciclos de hábito ocorridos anteriormente. Peço-lhes que façam isso sem julgamento, isto é, que simplesmente descrevam o que aconteceu (comportamento) e o que houve em seguida (resultado).

Depois de detalhar a cena da comilança – talvez o modo como perderam o controle ou entraram no piloto automático –, em geral as pessoas descrevem que acordaram na manhã seguinte se sentindo nauseadas, com ressaca ou mental e fisicamente exaustas. E é nisso que nos concentramos: no resultado da comilança, na *manhã seguinte*. Como seu corpo se sentiu? *Horrível*. Qual era seu estado emocional? *Horrível*. Qual era seu estado mental? *Horrível*. Então pergunto: "Ao recordar isso agora, o que você aprendeu?" Eis um exemplo:

Gatilho: Discutir com um membro da família
Comportamento: Comilança
Resultado: Sentir-se física, emocional e mentalmente horrível (sem nenhuma melhora das relações familiares)

Depois desse primeiro (e retrospectivo) exercício da segunda marcha, é comum haver a percepção:
"Então aquela comilança não foi um fracasso total."
"Não se você aprender com ela", respondo.

Em resumo, essa é a segunda marcha retrospectiva. Contanto que a recordação do ciclo esteja bem fresca na memória, ela ajuda a construir o desencanto.

O MINDSET FAZ DIFERENÇA

Há um truque para utilizar com eficácia a segunda marcha retrospectiva e extrair o máximo dessa experiência passada para potencializar a aprendizagem. Talvez você se lembre de que mencionei Carol Dweck no Capítulo 6. Ela é a pesquisadora de Stanford que cunhou os termos *mindset fixo* e *mindset de crescimento*. A Dra. Dweck define mindset fixo como a crença em que a inteligência e as capacidades básicas são imutáveis: você tem as que tem e precisa utilizá-las da melhor maneira possível. O mindset de crescimento, por outro lado, é a crença em que suas capacidades podem ser desenvolvidas e aprimoradas com o tempo.

A Dra. Dweck estuda o assunto há décadas. Há quem defina mindset como um conjunto de métodos, pressupostos ou anotações mantido por uma ou mais pessoas. Em poucas palavras, é a visão de mundo de alguém. Nosso mindset ou visão de mundo pode influenciar o modo como interpretamos os eventos, as escolhas que fazemos e o modo como aprendemos. Pode contribuir até para a chamada inércia mental ou pensamento de grupo, em que indivíduos com visão de mundo semelhante se reúnem e começam a interagir. Pense no efeito rebanho. Em outras palavras, o mindset é importantíssimo.

Como desenvolvemos um mindset específico? Eis uma dica: tem a ver com a aprendizagem baseada em recompensas. Vejamos um exemplo simples: chocolate. Quando fica estressado (gatilho), você come chocolate (comportamento) e se sente um pouco melhor (recompensa); seu cérebro aprende que, se estiver estressado, você deve comer chocolate para se sentir melhor.

Costumo definir isso como um modo de ver o mundo: colocamos óculos cor de chocolate e, na próxima vez que nos estressarmos, nosso cérebro dirá: *Ei, coma chocolate, você vai se sentir melhor.* É daí que vêm as expressões "usar óculos cor-de-rosa" ou "usar óculos escuros". São eufemismos para quem vê o mundo sempre do mesmo jeito: cor-de-rosa como o copo meio cheio; óculos escuros como o copo meio vazio. Você pode aprender a usar óculos de chocolate, de preocupação ou de qualquer outro mindset. Quanto mais usar, mais se esquecerá de que os óculos estão em seu rosto; eles passam a fazer parte de sua identidade.

O conceito é bem simples: você aprende a ver o mundo de certo jeito com base em suas experiências anteriores. Toda vez que você faz algo que reforça a aprendizagem, a lente dos óculos de visão de mundo fica um pouco mais grossa, e a armação, mais confortável.

Dweck estudou o mindset principalmente nos ambientes educacional e escolar, mas seu trabalho é bem relevante para quase tudo o que fazemos, porque o mindset influencia o modo como vemos o mundo.

De acordo com a Dra. Dweck, os indivíduos podem ser classificados de acordo com suas crenças a respeito das habilidades que têm. Se você acredita que seu sucesso se deve unicamente a um talento com o qual nasceu, está na categoria do mindset fixo. Por outro lado, se acha que o progresso vem com trabalho árduo, aprendizagem e treinamento, você tem o mindset de crescimento. Com qual você mais se identifica?

Talvez você nem tenha consciência do seu mindset habitual, mas uma análise do seu comportamento já lhe dá uma ideia. Em geral, o mindset fica evidente quando você examina sua reação ao fracasso, por exemplo. Pessoas com o mindset fixo temem o insucesso por representar uma declaração negativa de suas habilidades básicas e um lembrete de suas limitações. Por outro lado, os indivíduos com o mindset de crescimento não se importam com o fracasso nem o temem tanto assim, pois percebem que seu desempenho pode melhorar; na verdade, a aprendizagem começa com o fracasso.

Isso faz sentido. Se você acredita que nasceu com uma capacidade intelectual específica, toda vez que fracassar, se lembrará de como é limitado. *Ah, não posso fazer melhor, isso é o máximo que consigo.* No entanto, se tiver o mindset de crescimento, verá o fracasso como uma oportunidade de aprender.

Vou usar como exemplo o ato de andar pela calçada. Se tiver o mindset fixo e tropeçar, você pode se castigar por ser tão desajeitado. Na mesma situação, se tiver o mindset de crescimento, talvez você diga: *Hum, tropecei. O que posso aprender com isso?* No mindset de crescimento, é possível até questionar em parte a própria noção de fracasso. O que significa fracassar? Se você aprender alguma coisa, o que aconteceu conta como fracasso?

A Dra. Dweck defende até que o mindset de crescimento pode permitir que a pessoa tenha uma vida menos estressante e mais bem-sucedida. Isso também faz sentido, porque, no mindset de crescimento, você está sempre aprendendo e ganhando com suas experiências. No livro *Mindset: a nova psicologia do sucesso*, Carol Dweck aconselha: "Se quiserem dar uma dádiva aos filhos, a melhor coisa que os pais podem fazer é ensiná-los a amar desafios, ter curiosidade pelos erros, buscar novas estratégias, gostar do esforço e continuar aprendendo. Desse modo, seus filhos não serão escravos de elogios. Terão uma vida inteira para construir e consertar sua própria confiança."

Adoro a expressão *gostar do esforço*. É meio difícil gostar do que está acontecendo quando cerramos os dentes e tentamos forçar algo a mudar ou enquanto batemos com a cabeça na parede. Mas o que acontece quando começamos a sentir curiosidade por nossa experiência, a amar o desafio, a nos interessar pelos erros?

Acho útil ampliar esses conceitos para a sua experiência direta, de modo que você possa usar a consciência para ajudá-lo a mudar para o mindset de crescimento em vez de ficar preso no mindset fixo enquanto dirige na segunda marcha.

Para ter uma ideia do que fazer, repare no seguinte: como seu corpo se sente quando você tem uma opinião fixa, ou seja, se fecha às ideias dos outros ou ao feedback sobre seus pontos de vista?

Talvez você observe que o corpo parece se fechar ou se contrair, como se você se bloqueasse para não permitir a entrada de informações diferentes que contaminariam sua visão de mundo. O interessante é que isso pode ter paralelos evolutivos. Caso você seja perseguido e encurralado pelo já citado tigre-dentes-de-sabre, o melhor a fazer é curvar o corpo para a frente como se quisesse virar uma bolinha, tornando-se o menor alvo possível, para proteger seus órgãos vitais.

Como se sente quando está no mindset de crescimento? Você se abre de todas as formas às novas ideias. Consegue sentir isso em sua própria experiência? Só com o mindset de crescimento você se abre à aprendizagem. Em geral (ou habitualmente), em que mindset você se encontra quando cai num velho ciclo de hábito que está tentando desesperadamente mudar?

Quando se julga ou se pune, é claro que você se retrai por ter sido atacado (ainda que tenha sido atacado por si mesmo). Eis um exemplo.

Uma de minhas pacientes tem o hábito nada saudável de tomar meio litro de vodca toda noite (o equivalente a oito doses de bebida destilada). Volta para casa depois de um dia estressante no trabalho e começa a beber para relaxar enquanto prepara o jantar. Ela me procurou quando, depois de vários anos com esse comportamento, percebeu que estava prejudicando muito sua saúde física e mental. Eu lhe dei algumas instruções básicas sobre o uso da primeira marcha para mapear o ciclo de hábito (essa parte foi fácil para ela) e, em seguida, sugeri que se concentrasse no resultado do consumo da bebida na segunda marcha. Ao longo de um mês, vendo com bastante clareza que o álcool não era seu amigo, ela conseguiu reduzir o consumo para apenas quatro doses por noite. Trinta dias depois, conseguiu ficar alguns dias sóbria, até passar quase uma semana sem beber nenhum gole. Quando me contou sobre seu progresso, ela não estava contente; enxergava aquilo como um fracasso. Por que não conseguia parar de beber de vez? Além disso, ela se recriminava por "fracassar".

Como ela migraria do mindset fixo de si mesma como um fracasso, sem saber se conseguiria parar de beber, para o mindset de crescimento?

Quando meus alunos ou pacientes sofrem sob o peso da ansiedade sem fim, de um hábito teimoso ou de uma dependência fora de controle, incentivo-os a tentar ver essa experiência como uma professora. Os professores nos ajudam a aprender. Quando aprendemos alguma coisa, nos sentimos bem (é compensador). Os melhores professores nos ajudam a encontrar aprendizagem nas dificuldades e até enquanto lutamos e, por reflexo, nos fechamos ou damos as costas à dor. Nessas ocasiões, peço a meus pacientes e alunos que tentem ver momentos de dificuldade como professores. Isso os ajuda a se abrir e aprender com eles em vez de se fechar ao primeiro sinal de luta.

Quando me contou que havia fracassado por não conseguir ficar sóbria mais do que seis dias seguidos, minha paciente acrescentou:

– Bom, acho que são dois passos à frente e um para trás.

Perguntei-lhe como se sentia nos últimos meses por ter aprendido tanto sobre o funcionamento de sua mente e por ter passado de meio litro de bebida destilada por dia a quase uma semana de sobriedade.

– Eu me sinto bem – disse ela.

(Naquele momento, ela se abria e passava para o mindset de crescimento.)

Depois, perguntei sobre aqueles "passos para trás". Ela era capaz de aprender algo sobre si e seus hábitos, algo que talvez não aprendesse de outro modo? (Ainda mais presa num ciclo de hábito de autojulgamento e mindset fixo?)

Falei:

– Quando você aprende alguma coisa, isso conta como andar para trás?

– Não, acho que não – disse ela, percebendo que a aprendizagem realmente significava andar para a frente (e assim ela sentia).

Conversamos mais um pouco sobre todo o progresso que ela havia feito num período curto e discutimos como poderia identificar cada "escorregão" como uma aula, abrindo-se a uma experiência de aprendizagem que a ajudaria a avançar. Ela saiu do consultório se sentindo mais leve, por ver que conseguia aprender com suas experiências e, ao mesmo tempo, romper o ciclo de hábito de se recriminar.

Era como se ela mal pudesse esperar pelos desafios que a aguardavam.

Adoro esta frase: "Correr dos problemas só aumenta a distância da solução." *Dois passos à frente e um passo para trás* fica obsoleto quando paramos de nos atrapalhar. Todas as experiências nos fazem avançar, se estivermos conscientes e abertos a aprender com elas.

Agora, reserve um momento para ver se consegue se lembrar de um ciclo de hábito recente. Mapeie-o na mente (primeira marcha). Pergunte-se: *O que eu ganho com isso?* Veja se está se fechando ou se julgando (mindset fixo) e, em vez disso, imagine o ciclo de hábito como um professor (mindset de crescimento). Pergunte-se *O que eu aprendo com isso?* e sinta o resultado (segunda marcha retrospectiva). Repita.

CAPÍTULO 13

Conserte o conserto: a experiência do chocolate de Dana Small

Um dos meus experimentos favoritos da neurociência foi realizado por uma amiga minha, a Dra. Dana Small, neurocientista e pesquisadora de alimentos da Universidade de Yale. O trabalho dela é planejar experiências para testar de que modo diversos tipos de alimento e fontes de calorias afetam o cérebro. Para isso, já inventou mil jeitos malucos de fornecer aos participantes todo tipo de coisa – de milk-shakes a cheiros diferentes – enquanto eles estão dentro de uma máquina de ressonância magnética. (Imagine a pessoa deitada dentro da máquina e você a 6 metros de distância, na sala de controle, tentando bombear milk-shake de sabores diversos na boca dessa pessoa enquanto ela mantém a cabeça imóvel. Não é nada fácil!)

A Dra. Small começou a pesquisar alimentos quando era uma jovem e intrépida mestranda na Universidade Northwestern. Lá, tentava medir a atividade cerebral enquanto as pessoas comiam chocolate. Na época, ela usava tomografia por emissão de pósitrons (PET, na sigla em inglês) por ser um pouco mais complacente do que as ressonâncias. (No tomógrafo, os participantes conseguiam comer enquanto o cérebro era examinado, sem ter que manter a cabeça completamente imóvel como nas ressonâncias.)

A Dra. Small pedia aos participantes do estudo que escolhessem seu chocolate favorito e lhes dava pedacinhos dele enquanto o cérebro era vasculhado. No processo, eles tinham que classificar, numa escala de

-10 a +10, quanto queriam outro pedaço: -10 era considerado "Horrível; se eu comer mais vou passar mal" e +10 era "Quero muito outro pedaço". Como o chocolate era o favorito do participante, naturalmente a tendência era o estudo começar com +10.

No entanto, com o tempo, a pontuação ia baixando até algo como +5, ou seja, "Agradável; outro pedaço seria legal". Então as notas caíam para um ponto neutro enquanto a Dra. Small continuava a oferecer chocolate aos participantes.

Não surpreende que as notas continuassem a cair até -5, ou "Desagradável; não quero mais" e até -10: "Horrível; se eu comer mais, vou passar mal."

Em um curto período, as pessoas iam da vontade extrema à repugnância.

Enquanto tudo isso acontecia, a Dra. Small descobriu algo fascinante. O córtex cingulado posterior – a área do cérebro ativada quando estamos envolvidos em uma experiência, mas que também se aquieta quando meditamos, praticamos a atenção plena ou nos desapegamos – era a única que se ativava *tanto* no prazer *quanto* na repugnância. Isso significa que a ativação desse córtex acontecia tanto com "Quero mais" quanto com "Quero que isso acabe".

O denominador comum aqui é desejar ou querer; ou, mais precisamente, envolver-se em querer mais ou envolver-se em querer menos. Observe o elemento de puxa-empurra: puxar as coisas agradáveis para nós (ou nos agarrar a uma coisa de que gostamos quando a temos) e empurrar as coisas desagradáveis, ou nos esforçar para nos distrair quando vivenciamos algo desagradável.

Agora, por que isso é importante para a mudança de hábito? Vamos começar, por exemplo, com os ciclos de hábito de comer demais. Se você gosta muito de chocolate – aqui, substitua pela sua comida ou atividade favorita –, ao ver, você quer comer. Depois de comer, você se sente bem, pelo menos naquele momento, e seu cérebro diz: *Isso é bom, faça de novo.* Se praticar demais essa atividade, o que acontece? Bem, depende de você estar prestando atenção ou não.

Se você for como as pessoas da experiência do chocolate feita por Dana, vai prestar atenção apenas porque alguém pediu. A necessidade de indicar até que ponto você quer mais é algo que o ajuda a ver com clareza que já comeu o suficiente. No mundo real, porém, é mais comum comermos sem pensar (ou realizar o comportamento sem pensar, seja ele qual for) e tendemos a não notar que atingimos o ponto de virada do prazer ao desprazer.

No entanto, quando você se treina para ter consciência, a história é outra. Meu laboratório até mapeou esse processo de desencanto usando grupos focais formados por pessoas de nosso programa de alimentação consciente. Simplesmente por levar a consciência para o resultado do ato de comer, os indivíduos do programa aprendem a apreciar o chocolate, por exemplo, mas, como agora prestam bastante atenção, são mais capazes de mudar o padrão alimentar e evitar excessos. Num estudo-piloto, vimos os participantes que usavam nosso programa Eat Right Now perderem em média 3,5 quilos em dois meses, sem receber nenhuma instrução específica sobre dietas. Apenas enfatizamos que deveriam prestar atenção ao comer e parassem quando estivessem satisfeitos. Esse estudo provou que a atenção plena pode ser um modo diferente e muito eficaz de abordar o emagrecimento sem recorrer às técnicas tradicionais baseadas na força de vontade.

Levar a consciência ao resultado de nossos comportamentos para facilitar a mudança de hábito vai além de comer; também pode dar certo com hábitos como a preocupação. Um exemplo seria planejar o futuro. Planejar é como chocolate; um pouco é gostoso, mas, em demasia, pode ser contraproducente, pois provoca ansiedade em relação ao que pode dar errado.

Assim, se você luta contra ciclos de hábito que envolvem excessos, como comer demais, planejar demais ou pensar demais, veja se consegue fazer sua própria versão do experimento de Dana na próxima vez que começar a se enredar no ciclo: preste atenção quando exagerar *em qualquer coisa*. Pergunte-se *O que eu ganho com isso?* (segunda marcha) e veja se consegue identificar exatamente quando a balança começa a pender de delicioso para neutro e daí para desagradável. Isso ajuda você a parar nesse ponto de virada (ou, pelo menos, a desacelerar)?

A ATITUDE É TUDO

Levar o lixo para fora raramente é considerado um dos pontos altos do dia. Mas pensemos sobre o papel da atitude numa ação como essa. Se na hora de pôr o lixo para fora você reagir com uma má atitude, adivinhe? Você vai aprender a ligar o ato de levar o lixo a algo ruim ou desagradável. Por outro lado, se perceber que tem que levar o lixo para fora de qualquer modo e isso é tranquilo, você aprenderá que levar o lixo para fora não é nada de mais. E será mais fácil fazer isso na próxima vez e nas seguintes, mesmo que esteja no meio do inverno ou de um temporal. Mudar de atitude, até mesmo diante da tarefa mais simples, pode causar um efeito imenso em sua vida.

Eis uma citação, atribuída a várias fontes, que resume isso muito bem.

Atenção a seus pensamentos. Eles se tornam palavras. Atenção às palavras. Elas se tornam ações. Atenção às ações. Elas se tornam hábitos. Atenção aos hábitos. Eles se tornam caráter. Atenção ao caráter. Ele se torna o seu destino.

Isso vale não só para levar o lixo para fora como para tudo que você fizer na vida. Se toda vez que apresentar dificuldade com um ciclo de hábito você pensar o equivalente a "Não, de novo, não" ou "Não vou conseguir lidar com isso, nunca vai dar certo", provavelmente acrescentará a ele um segundo hábito inútil:

Gatilho: Começar a ter dificuldade
Comportamento: Achar que será ruim (mindset fixo)
Resultado: Mais probabilidade de ser ruim

Além disso, você terá que lidar por muito mais tempo com o ciclo de hábito original, porque continuará a reforçar os dois ciclos: o que lhe causa dificuldade *e* o ciclo de hábito da "má atitude".

Por outro lado, se começar a se treinar para acrescentar uma curiosidade lúdica à experiência enquanto engata a primeira e a segunda marchas, você consegue três coisas: (1) fica mais fácil lidar com o hábito que lhe causa dificuldade; (2) você aprende a se desapegar de atitudes inúteis (ao ver que não são compensadoras); e (3) desenvolve o hábito útil de ser curioso (mostrarei como isso é compensador na Parte 3). Procure prestar atenção nas suas atitudes com mais regularidade.

Quando algo é realmente ridículo ou absurdo, fica difícil continuar levando a sério, e aí a coisa não tem mais tanto domínio sobre você. Portanto, a atenção plena pode ajudá-lo a prestar muito mais atenção naquilo em que sua mente está envolvida e permitir que você veja como é absurdo que algo seja horrível só porque você se convenceu de que seria. Essa percepção também lhe possibilita perdoar-se por ter criado o hábito prejudicial. Você se lembra daquela minha paciente que percebia quando entrava num ciclo de hábito de ansiedade autojulgadora e começava a ficar presa nele? Ela simplesmente dizia a si mesma (com uma risadinha): "Ah, é só meu cérebro." É importante sermos sempre gentis conosco em vez de nos recriminarmos pelo modo como nosso cérebro é construído.

É possível levar essa mesma atitude lúdica a qualquer pensamento ou emoção. Em vez de lutar contra eles ou rechaçá-los, você pode, de forma simples *e lúdica*, reconhecê-los como pensamentos e emoções. Essa é a atitude curiosa. Você pode ficar muito curioso a respeito desses sentimentos e começar a observar suas reações habituais a eles; desse modo, pode ver como conduzem sua vida. Com essa atitude curiosa, é bem menos provável que eles tenham o poder que já tiveram sobre você. Fica óbvio que são apenas pensamentos e sensações em seu corpo. Sim, eles podem controlar sua vida por enquanto, mas não representam quem você é.

Você pode até transformar esses pensamentos e emoções em seus professores. Em vez de se frustrar por estar com dificuldade, seja curioso. Como o pensamento ou emoção já está lá, você pode usá-lo para explorar suas diferentes reações a ele. Eis um exemplo. Você nota que está se sentindo frustrado.

Gatilho: Começa a se sentir frustrado

Comportamento: Observar a reação habitual e perguntar: *O que eu ganho com isso?*
Resultado: Ver que o antigo hábito é pouco compensador; desencantar-se de alimentar a frustração (segunda marcha)

Veja se consegue adotar uma atitude gentil e lúdica no processo de mudança de hábito. Se notar que está ficando com medo ao trabalhar um ciclo de hábito baseado no medo, ou que mapear um ciclo de hábito de ansiedade o deixa ansioso, procure se distanciar um pouco do sentimento. Respire fundo e lembre-se de que isso é apenas o cérebro saindo um pouco dos trilhos enquanto tenta ajudar. Se a frustração ou outra má atitude surge, você se fecha e fica preso em algum ciclo de hábito de mindset fixo? Em caso positivo, reserve um momento para mapear isso e veja o que ganha. A ideia é perceber que essa atitude é pouco compensadora e começar o processo de desaprendê-la. Com o tempo, à medida que você se desencanta do hábito, quando a atitude aparecer outra vez, apenas a observe e lembre-se de que é um hábito maluco que você estabeleceu. O simples ato de estar consciente o ajudará a estourar a bolha do antigo hábito e a sustentar uma nova atitude de abertura e curiosidade.

CAPÍTULO 14

Quanto tempo leva para mudar um hábito?

Certo dia, quando eu estava me preparando para dar uma palestra em uma conferência, ouvi o palestrante que falava antes de mim discutir a origem de uma pergunta que me fazem muito: "Só precisamos mesmo de 21 dias para formar um novo hábito?"

Para ilustrar a questão, o palestrante citou um cirurgião plástico chamado Maxwell Maltz, que observou que qualquer paciente seu levava 21 dias para se acostumar ao novo rosto depois de uma plástica no nariz. O problema é que não consegui encontrar nenhum estudo revisto por pares que sustentasse essa afirmação. Assim, embora 21 seja um número geralmente aceito e esteja em toda parte na internet, não há prova real de que seja verdadeiro.

Os ciclos de hábito se formam de maneira simples e fácil: faça algo e, se for compensador, quando houver oportunidade (e gatilho), você provavelmente fará de novo. Por outro lado, se quiser que um novo hábito se consolide – um hábito que não tenha recompensa clara e imediata –, terá que levar em conta fatores como a genética, seu estado motivacional, a situação em que você se encontra e o próprio comportamento. A formação de hábitos é um pouco mais complexa do que simplesmente praticar algo por 21 dias seguidos.

Isso é corroborado por estudos, que não são muitos. Por exemplo, em 2009, Phillippa Lally e seus colegas do University College London publicaram um artigo intitulado "How habits are formed: modelling habit formation in the real word" (Como os hábitos se formam: modelagem da formação de hábitos no mundo real) em que constataram que os comportamentos levam de 18 a 254 dias para se tornarem automáticos. Além de ser um intervalo bem elástico, o estudo, que durou apenas 12 semanas, também confiou plenamente na modelagem matemática. Para começar, só 39 dos 62 participantes mostraram um "bom ajuste" ao modelo (bom ajuste significa que os dados chegaram perto da curva teórica no gráfico). Não estou criticando o artigo; é um trabalho dificílimo de ser realizado, principalmente com tantas variáveis em jogo. Mas podemos reduzir essas variáveis – e, com isso, talvez conseguir um período realista para a formação de novos hábitos – por meio de duas condutas: escolher um comportamento específico para estudar e medir a mudança de seu valor de recompensa.

Foi exatamente isso que meu laboratório fez.

Na verdade, há décadas existe uma literatura muito inspiradora e plausível não somente na internet, mas estudada e reproduzida em vários paradigmas experimentais (camundongos, macacos, seres humanos). Na década de 1970, os pesquisadores Robert A. Rescorla e Allan R. Wagner apresentaram um modelo matemático hoje famoso que leva seus nomes. Se você for um *geek* da matemática, dê uma olhada na fórmula a seguir (se não for, pode pular os três próximos parágrafos; prometo não lhe perguntar nada sobre isso depois).

O modelo de aprendizagem por reforço de Rescorla-Wagner[*] é o seguinte:

$$V_{t+1} = V_t + \alpha \delta t$$

Esse modelo postula que o valor de recompensa atual (V_{t+1}) de um dado comportamento depende de seu valor de recompensa anterior (V_t) + um sinal de aprendizagem ($\alpha \delta t$). O sinal de aprendizagem depende do chamado erro de previsão (δt), que é a discrepância entre o resultado real do comportamento e o que se espera. Esse sinal

---

[*] Boll *et al.*, *European Journal of Neuroscience*, v. 37, 2013, p. 758-767.

de aprendizagem é mapeado em áreas cerebrais como o COF, entre outras. Não se preocupe muito com α; é um parâmetro estático no nível do sujeito (uma constante).

Vou repetir isso de forma não matemática. Basicamente, no caso de um comportamento (comer uma fatia de bolo, por exemplo), o cérebro primeiro estipula a lembrança de como ele é compensador (bolo é gostoso!). Lembre-se: esse valor é determinado com base em diversos fatores (como contexto, estado emocional, pessoas e lugares associados ao comportamento) que são agrupados como um único valor composto. Depois de aprendido esse valor de recompensa, o cérebro espera que o comportamento lhe dê a mesma recompensa na próxima vez, com base no que obteve no passado. O problema é que o cérebro espera que o valor seja o mesmo que antes (comer bolo = comer bolo), ainda que o contexto seja diferente (comer bolo por estar com fome = comer bolo quando está satisfeito). Quando toma leite fora da data de validade, assim que percebe que azedou, você para de beber, porque seu cérebro sinaliza que há uma discrepância entre o que você previa/esperava receber e o que realmente recebeu (esse é o erro de previsão, para os amantes da matemática que não pularam os três parágrafos). Se você come bolo habitualmente sem prestar atenção no verdadeiro resultado – do tipo: até que ponto isso é compensador agora? –, seu cérebro não vai sinalizar nenhum erro ou falta (nenhum erro de previsão, porque bolo = bolo). Mas se você *prestar* atenção no resultado real – e se duas fatias de bolo não forem tão compensadoras quanto eram quando você tinha 5 anos e podia comer bolo no café da manhã, no almoço e no jantar sem engordar –, esse erro de previsão sinaliza ao cérebro que está na hora de atualizar o valor de recompensa.

Essa é a base matemática da segunda marcha. É assim que aprendemos. É assim que mudamos os hábitos.

Entender isso pode ter consequências na vida real, como a rapidez com que você abandona os "maus" hábitos e aprende os "bons" (não se preocupe com a matemática).

Para estudar quanto e com que rapidez o valor de recompensa cai usando a segunda marcha nos casos de fumar e comer demais, embutimos uma "ferramenta do desejo" nos aplicativos Eat Right Now e Craving to Quit. Sugerimos que os participantes usem essa ferramenta sempre que tiverem algum desejo de comer ou fumar. O Passo 1 está na imagem à direita.

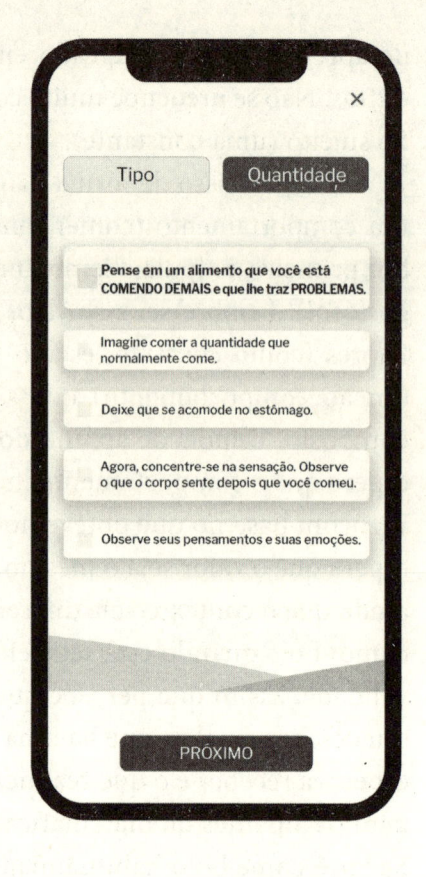

Depois, pedimos aos participantes que classifiquem até que ponto seu desejo está forte naquele momento (abaixo).

O primeiro passo ajuda as pessoas (e nossa equipe de pesquisa) a obter uma estimativa precisa de até que ponto o comportamento é compensador para elas *naquele momento*. Digamos que a pessoa tenha o desejo de comer bolo. Ela faz o exercício da ferramenta do desejo e se imagina comendo. Se o valor de recompensa for alto, o desejo permanecerá igual ou até aumentará (porque ao se imaginar comendo, a pessoa quer mais). E ficará mais alto ainda se a pessoa estiver com fome.

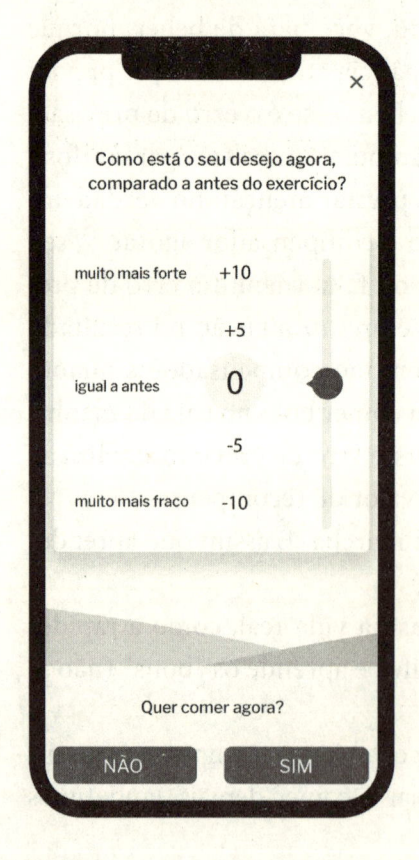

No segundo passo, pedimos aos participantes que façam um exercício de comer ou fumar com atenção plena, para que o resultado real seja registrado pelo cérebro:

Aqui, se prestar uma atenção minuciosa ao comer três fatias de bolo (em vez de parar na primeira) ou fumar um cigarro, a pessoa verá (e sentirá) por si só até que ponto o comportamento é realmente compensador. Pedimos aos participantes que registrem isso de imediato dando uma nota a como se sentem satisfeitos. Também pedimos que repitam o registro alguns minutos depois no programa Eat Right Now porque, às vezes, o impacto digestivo completo de engolir uma grande fatia de bolo não é imediato. Isso deve ser repetido pelos participantes toda vez que tiverem um desejo, para assegurar que o cérebro receba informações exatas e atualizadas de até que ponto o comportamento é realmente compensador, o que ajuda a substituir a lembrança antiga e desatualizada do valor de recompensa. Quanto mais fizerem isso, mais as novas lembranças ficarão. (Uma pessoa que usava o aplicativo Craving to Quit relatou: *Todos os cigarros que fumei hoje foram horríveis.*)

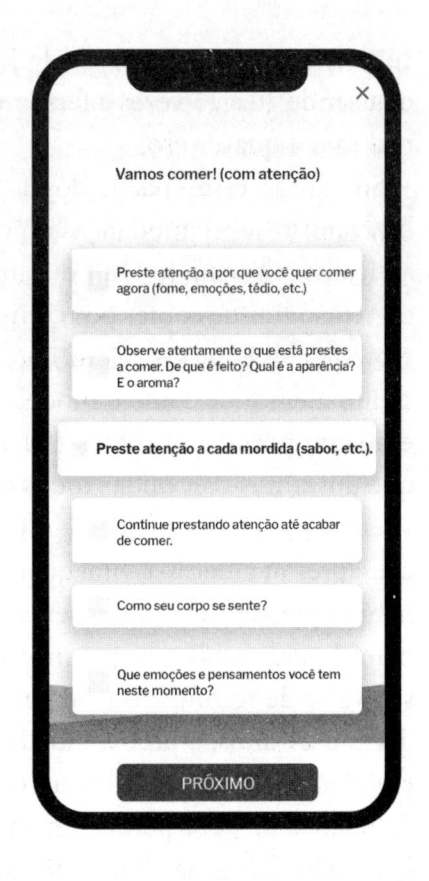

Quando esses novos valores de recompensa se instalam, na próxima vez que alguém tiver o gatilho de comer ou fumar, basta o primeiro passo para fazer aflorar esse valor, e a vontade de consumir cai – o que, naturalmente, ajuda a pessoa a sair do ciclo de hábito e mudar o comportamento.

Com base nas notas subjetivas (nível de satisfação depois do comportamento e forte vontade de repeti-lo), podemos calcular quantas vezes serão necessárias para o valor de recompensa do comportamento cair. A Dra. Veronique Taylor, bolsista de pós-doutorado em meu laboratório, fez a elegante modelagem de Rescorla-Wagner (RW) em dois estudos, um sobre o hábito de fumar, outro sobre a compulsão de comer, e encontrou curvas de RW parecidíssimas em ambos: depois de usar de 10 a 15 vezes a ferramenta do desejo, o valor de recompensa real caiu a quase zero.

Somamos esses resultados a outros estudos publicados por meu laboratório sobre mudanças do cérebro em fumantes depois de usar o aplicativo Craving to Quit durante um mês – além da redução de 40% dos episódios de comer por compulsão após usar o aplicativo Eat Right Now por dois meses. Com isso, começamos a ter uma compreensão muito melhor de como o modelo das três marchas funciona no cérebro e no comportamento. Mas é claro que há muito mais a explorar para que possamos consolidar todos os resultados.

Um fator, contudo, ficou claríssimo depois de todas as contas e medições: prestar atenção é vital quando se quer mudar um hábito. Se for um hábito que você está desesperado para perder, não adianta falar, forçar nem desejar parar, porque provavelmente nada disso terá efeito sobre seu valor de recompensa. Se for um hábito que você quer adotar em 21 dias ou 21 anos, a probabilidade de isso acontecer com base no raciocínio, na força de vontade ou no desejo é mínima pela mesma razão.

Raciocinar para perder um mau hábito ou para adotar um hábito bom não funciona. Por mais que todos tenhamos desejos e planos para nossos hábitos, nosso corpo senciente (que é onde se registram os resultados do comportamento) vence a mente pensante.

Procure mergulhar no seu cérebro e pôr em ação uma parte do conhecimento conceitual que vimos até aqui continuando a praticar a segunda marcha (tanto no momento presente quanto em retrospectiva). Veja com que rapidez suas curvas de Rescorla-Wagner caem de "compensador" para "sem graça" e para "não, obrigado".

QUEM PRECISA DE APOIO MORAL?

Se estiver com dificuldade neste momento, não se preocupe. A primeira e a segunda marchas não levam ainda a mudar o comportamento. Chegaremos a isso na Parte 3. Por enquanto, vamos pensar num trenzinho.

Na infância, uma de minhas histórias favoritas chamava-se *A pequena locomotiva*.

No livro, há uma pequena locomotiva azul que passa os dias no pátio como manobreira. Quando mandam que leve uma carga de presentes de Natal para crianças no outro lado do morro, ela não sabe se conseguirá chegar lá em cima.

A pequena locomotiva enfrenta grande dificuldade; tem na cabeça muitos pensamentos negativos que destroem sua confiança e a entristecem. Para combatê-los, ela entoa o seguinte mantra: "Acho que posso. Acho que posso. Acho que posso. Acho que posso." Então se engata ao trem de brinquedos e, sempre repetindo o mantra, começa a subir a montanha. "Acho que posso. Acho que posso." Ela vence seus demônios, atinge o topo e desce para ser recebida como heroína pelas crianças, que agora choram de alegria. Enquanto desce o morro, ela muda o mantra para "Achei que podia. Achei que podia. Achei que podia."

Qual é o segredo da pequena locomotiva? Óleo do motor? Mão na massa?

Na verdade, nessa história há mais coisa além do *esforço*. Primeiro, a locomotiva se concentra no futuro ("Acho que posso"), depois, em reviver o passado ("Achei que podia"). Mas o que *realmente* a faz subir o morro não é uma coisa nem outra: é ter se concentrado no momento presente.

Eis o que podemos concluir:

Não confie em seus pensamentos (principalmente no *deveria*). Os pensamentos são apenas palavras e imagens mentais que vêm e vão e devem ser vistos com um ceticismo saudável. Isso não significa que pensar seja ruim. Lembre-se: planejar, resolver problemas e ser criativo são parte do que nos torna unicamente humanos e nos ajuda a viver. O pensamento nos derruba quando ficamos presos nos ciclos de hábito de preocupação e autojulgamento (ou seja, pensando em *deveria* – "Eu deveria fazer isso", "Eu não deveria fazer aquilo"). É a esse tipo de pensamento, principalmente se nos influenciam muito, que precisamos ficar atentos, pois eles fazem com que nos sintamos mal a nosso respeito.

Confie em seu cérebro. Ele evoluiu durante eras para ajudá-lo a sobreviver. Embora não tenha todas as respostas e, às vezes, possa levar você ao erro (como no caso do pensamento preocupado), ele não vai desligar de repente os antiquíssimos mecanismos testados, comprovados e verdadeiros a respeito de como aprender (isto é, a aprendizagem baseada em recompensas) e deixar você na mão agora. Quanto mais souber como ele funciona e quanto mais vir que mapear os ciclos de hábito e se desencantar dos velhos comportamentos ajuda a avançar, mais essa confiança se aprofundará.

Confie em seu corpo, ou, melhor, em seu corpo e em sua mente, pois os dois são inseparáveis. É aí que os valores de recompensa são registrados. Ao prestar atenção no resultado de suas ações, os sentimentos e as sensações físicas reais ordenam que seu COF atualize as recompensas.

Confie na experiência. *Você* é o segredo. Mapear repetidamente os ciclos de hábito ajuda o cérebro a ver que você *fala sério* e que está *empenhado* em mudar seus hábitos. Prestar atenção na relação de causa e efeito entre os comportamentos habituais e seu resultado realmente muda o valor de recompensa e ajuda você a se desencantar dos hábitos que não são úteis e a se encantar mais com os que são.

POC: COMO TRABALHAR OS CICLOS DE HÁBITO DE AUTOJULGAMENTO

Certa vez, na faculdade, me sentei para almoçar no refeitório com amigos. Havia um sujeito sozinho em outra mesa e, seja lá por quê, falei algo que chamou atenção para o fato de ele estar só. Por mais que me esforce, não consigo me lembrar do que disse, mas me lembro do que aconteceu a seguir nos mínimos detalhes, porque eu e meus amigos ficamos horrorizados com o que eu tinha acabado de fazer. Mesmo hoje, quase 25 anos depois, ainda me envergonho ao escrever. Eu não era uma pessoa má; não agredia ninguém na escola. Ficamos todos chocados, principalmente o pobre rapaz que ofendi, que nada mais pôde fazer além de baixar a cabeça e terminar de almoçar.

O mais importante dessa história é o que vem depois.

Se minha cabeça tivesse os parafusos no lugar, eu me levantaria, iria até o garoto e pediria desculpas. Mas não tinha. Eu estava tão perplexo com o que havia feito que também baixei a cabeça, terminei o almoço e fui embora.

Por que consigo recordar de maneira tão viva essa cena, como se tivesse ocorrido ontem (o coração batendo forte, o estômago se apertando... todos os sintomas de estímulo do sistema nervoso autônomo)? Porque, em vez de jogar aquela granada para fora do refeitório (pedindo desculpas), eu a enterrei dentro de mim e, de vez em quando, puxava o pino quando estava sozinho. Eu não podia mudar o que fiz, mas podia me castigar por isso. Várias e várias vezes.

Nossos mecanismos de sobrevivência estão configurados para aprendermos com nossos erros. Aprendemos a evitar o fogão quente depois da primeira queimadura, e assim não nos machucamos de novo. Quando nos castigamos, achamos que estamos aprendendo, porque, afinal de contas, estamos fazendo alguma coisa, mas isso não é aprendizagem. É só puxar o pino daquela granada várias vezes enquanto revivemos a situação, achando que a autoflagelação consertará o passado num passe de mágica.

É claro que aprendi com aquele malfadado momento no refeitório. Não fiz nada remotamente parecido desde então, mas ainda trago as cicatrizes. O mais importante é que são cicatrizes que não precisariam existir; na verdade, o ferimento nem precisava ter acontecido. Se eu tivesse pedido desculpas, imagino que ambos daríamos um risinho nervoso, do tipo *O que foi que me passou pela cabeça?*, e vida que segue.

Mais de uma década depois, após meditar por alguns anos e pesquisar os pormenores da aprendizagem baseada em recompensas, percebi que há dois caminhos em toda POC (puta oportunidade de crescimento). (Agradeço à minha esposa por me apresentar a expressão.)

O Caminho 1 é a opção saudável do "olhe e aprenda", em que realmente aprendemos e crescemos. Permitimos que a oportunidade nos ensine e analisamos o que aconteceu (inclusive com nosso próprio feedback interior).

Gatilho: Cometer um "erro"
Comportamento: Analisar e aprender
Resultado: Não repetir o tal "erro"; crescer com a experiência e avançar

Pense nisso como uma refeição vegetariana e integral. Achamos saborosa, nos sentimos plenos de energia e sabemos que estamos ajudando o meio ambiente.

O Caminho 2 é a opção "rever e se arrepender", muito menos saudável, porque ficamos presos no ciclo de hábito do autojulgamento e, na verdade, não aprendemos nada. Ignoramos ou suprimimos a oportunidade de crescimento e nos concentramos na autoflagelação.

Gatilho: Cometer um "erro"
Comportamento: Julgar ou castigar a nós mesmos (isto é, tirar a casquinha da ferida)
Resultado: A velha ferida agora está aberta e sangrando outra vez

Algum tempo atrás, tropecei na frase: "Perdoar é desistir da esperança de um passado melhor." Demorei um pouco, mas, auxiliado pela prática da atenção plena e pelo conhecimento de como são pouco compensadores os ciclos de hábito de "rever e se arrepender", eu me perdoei, o que me permitiu realmente aprender com aquela POC do refeitório.

Gatilho: Relembrar a situação do refeitório
Comportamento: Notar o aperto no estômago e iniciar o autojulgamento; dar em mim mesmo um abraço mental, me lembrar de que não posso mudar o que fiz e pensar que aprendi com isso
Resultado: Ferimento curado

Mas chega de falar de mim; agora é a sua vez de refletir sobre seu ciclo de hábito de autojulgamento. Mapeie-o. Quando o mapear, você começará a sair dele e passará a olhar e aprender não com o que aconteceu no passado, mas com sua situação no presente, bem no momento em que surgem os gatilhos do ciclo de hábito de autojulgamento. Rever e se arrepender = mindset fixo. Analisar e aprender = mindset de crescimento.

Pergunte-se: *O que eu ganho quando me castigo? Consigo ver com mais clareza que a autoflagelação perpetua o processo? Consigo ver agora que prestar atenção na dor de me castigar pode me ajudar a romper esse ciclo?* Consegue ver os ciclos de hábito de autojulgamento que você mapeou (primeira marcha) e engatar a segunda?

Vamos nos basear na prática da segunda marcha para trazer a MMO (maior e melhor oferta) à POC na Parte 3.

Depois de acumular ímpeto suficiente na segunda marcha, sentindo realmente nos ossos o desencanto com o autojulgamento e a autoflagelação, você estará pronto para passar à terceira marcha.

PARTE 3

ACHE A MAIOR E MELHOR OFERTA PARA O CÉREBRO: TERCEIRA MARCHA

> A curiosidade vencerá o medo, mais ainda do que a bravura.
> — JAMES STEPHENS

CAPÍTULO 15

A maior e melhor oferta

Há uma música de Henry Blossom e Victor Herbert, composta em 1905 (embora pudesse ter sido feita ontem), chamada "I Want What I Want When I Want It" (Quero o que quero quando quero). O título soa moderno porque parece que estamos entrando na era da dependência. O mundo nunca viu tamanha convergência da nossa capacidade coletiva de desenvolver, refinar, produzir em massa e distribuir substâncias químicas e experiências muitíssimo mais viciantes do que tudo o que já existiu. Esqueça a cocaína; o Facebook criou o botão de "curtir" e todos ficamos viciados. E isso é alimentado por todos os pensamentos autojulgadores e causadores de ansiedade, do tipo "Quero o que ela/ele tem", que surgem na mente quando entramos na internet e vemos um anúncio escolhido pelo algoritmo de algo que buscamos no Google alguns dias antes, ou rolamos a tela e vemos uma foto da vida perfeita de alguém.

Os seres humanos combatem seus desejos intensos há milênios. Há um alto-relevo no Partenon, em Atenas, na Grécia, datado de c. 440 a.C., que mostra um cavaleiro tentando domar seu cavalo selvagem. Representa a luta entre os impulsos e desejos (o cavalo) e nossas "forças restritivas" da vontade (o cavaleiro). As abordagens modernas da mudança comportamental foram muito influenciadas, talvez de forma irônica, pelo pensamento do Iluminismo: no mundo de hoje, há muita ênfase no individualismo e na razão. Acreditamos que nossa força reside na capacidade de pensar criticamente. Acreditamos também que o pensamento basta para que abandonemos comportamentos movidos por desejos profundos, muito mais potentes do que a força de vontade baseada no córtex pré-frontal, o CPF. Saber que um hábito nos faz mal não basta para mudá-lo. Mesmo que elaboremos o plano mais bem fundamentado para emagrecer, por que caímos com tanta frequência no efeito sanfona (o ciclo sem fim de emagrecer e voltar a engordar)? Estamos nos concentrando demais no cavaleiro para mudar hábitos e vícios, e isso não está dando certo. Nos Estados Unidos, o uso de opioides e a obesidade foram classificados como epidemias.

Haverá pistas da inadequação de nossas abordagens individuais, racionais e autocentradas que possamos usar como lições para avançar?

Nossas redes neurais modernas ainda estão no "modo caçador-coletor" (para não sermos caçados). Isso significa que a aprendizagem baseada em recompensas está presente toda vez que fumamos um cigarro, comemos uma fatia de bolo ou verificamos o e-mail ou o feed de notícias quando estamos estressados; basicamente, toda vez que estendemos a mão para algo que nos alivia, reforçamos a aprendizagem, até que ela se torna automática e habitual. É assim que acabamos presos nos ciclos de ansiedade (e outros). Um exemplo: na época em que um de meus pacientes me procurou para ajudá-lo a largar o hábito de fumar, ele tinha consumido cerca de 293 mil cigarros, ou seja, reforçado a via da aprendizagem cerca de 293 mil vezes ao longo de 40 anos. Como a força de vontade poderia competir com isso?

As abordagens psicológicas e comportamentais de hoje se apoiam, quase exclusivamente, no raciocínio e na força de vontade. A terapia cognitivo-comportamental (TCC) – atual padrão-ouro do tratamento da dependência para o National Institute on Drug Abuse (Instituto Nacional de Abuso de Drogas) e talvez a terapia baseada em evidências mais usada na saúde mental em termos mais gerais – se concentra em mudar os comportamentos e padrões de pensamento mal-adaptativos. Na analogia do "cavalo e cavaleiro", em que os desejos são o cavalo e nossa capacidade de controle cognitivo, o cavaleiro, a TCC se concentra sobretudo em desenvolver a capacidade do cavaleiro de enfrentar os estressores.

Porém, conforme as substâncias e experiências se tornam mais acessíveis e viciantes, o cavalo vai ficando mais forte e selvagem. Por exemplo, em 2013, o repórter investigativo Michael Moss publicou uma denúncia contra o setor alimentício na The New York Times Magazine. Intitulada "A ciência extraordinária da *junk food* viciante", a reportagem delineava o esforço deliberado e conjunto das empresas alimentícias para *projetar* alimentos que viciassem cada vez mais. A indústria tecnológica seguiu o mesmo caminho, com milhões (em alguns casos, bilhões) de usuários para testar produtos que variam de plataformas de mídias sociais a videogames. Os produtos são desenvolvidos para aumentar o engajamento do usuário e levar ao maior consumo, não para satisfazer. Sean Parker, um dos fundadores do Facebook, cuja participação na empresa o tornou bilionário, explicou com clareza que essa rede social é um "ciclo de feedback de validação social [...] Exatamente o tipo de coisa que um hacker como eu inventaria, porque exploramos uma vulnerabilidade da psicologia humana". Ele explicou que, no início do desenvolvimento do Facebook, o objetivo era "consumir o máximo possível do tempo e da atenção consciente do usuário".

Nosso pobre cérebro – que, não esqueçamos, só quer nos ajudar a encontrar comida – foi superado na inteligência e nas armas. As estruturas neurais primárias comprovadamente associadas ao controle cognitivo (por exemplo, o córtex pré-frontal dorsolateral) são as primeiras a se desligar quando enfrentam gatilhos como o estresse. Todos já passamos por isso em algum grau: tarde da noite, quando estamos estressados e cansados, é muito mais provável preferirmos sorvete a brócolis.

Para igualar as probabilidades a nosso favor, se os desejos e as vontades são alimentados por um processo movido a aprendizagem baseada em recompensas, conseguiríamos aproveitar esse mesmo processo para treinar a mente, talvez sem precisar de tempo ou esforço extra?

O bom é que você já está fazendo o trabalho preparatório. Está construindo consciência com o mapeamento de seus ciclos de hábito da ansiedade na primeira marcha e levando consciência atenta e clara ao resultado do comportamento na segunda marcha. No processo, você começa a reprogramar os valores de recompensa no COF. Todos esses movimentos de "passa cera, tira cera, pinta cerca" preparam você para a grande luta com o cérebro.

A consciência também é necessária para afetar ou mudar o comportamento: é preciso ficar consciente ou despertar no meio de um comportamento habitual para então poder agir. Essa é a essência da primeira e da segunda marchas. Além disso, depois que o valor do comportamento é registrado, a consciência ajuda não só a abandonar os velhos hábitos desencantando-se deles (segunda marcha) como a construir hábitos saudáveis – o comportamento repetido se aproxima do automatismo conforme os ciclos de hábito se formam.

Esse é um ponto de divergência importante entre as técnicas cognitivas atuais e as práticas de atenção plena. A razão (o cavaleiro) diria "Pare" (e mude seu "mau pensamento"), mas, na maioria dos casos, o impulso (o cavalo) simplesmente daria um coice na razão e correria solto, desenfreado e descontrolado. Por outro lado, a atenção plena sugeriria vivenciar as consequências/resultados do comportamento e aprender para a próxima vez. A teoria por trás das práticas de atenção plena se alinha diretamente com o funcionamento cerebral da aprendizagem baseada em recompensas: ao garantir que o COF receba informações corretas, o valor relativo de uma ação pode ser atualizado, armazenado e lembrado no futuro.

Quando essa prática está em pleno funcionamento, não é preciso recorrer à razão. Em vez disso, o valor relativo da ação fica mais claro, e o cérebro das cavernas assume o controle. Lembre-se: o cérebro da sobrevivência é muito mais forte do que seu primo mais jovem, o córtex pré-frontal, que chamamos de CPF. Você não tenta pensar para sair de uma situação; a situação simplesmente se desenrola segundo os princípios naturais que estão por trás do funcionamento do cérebro para ajudá-lo a aprender.

Espero que até aqui você tenha desenvolvido sua própria base de evidências da primeira e da segunda marchas. Em caso positivo, provavelmente vai se identificar com este registro no diário de um participante de nosso programa Eat Right Now.

> *Certa noite, reagi a uma situação emocional caindo de boca no chocolate, num esforço de me sentir melhor depressa. Mas a doçura calmante e passageira logo foi substituída pela sensação corporal de peso no estômago e por um mergulho na derrota e no desencanto.*

Se está reconhecendo o desencanto com bastante clareza em sua própria experiência (não só *entendendo* os conceitos, mas sentindo-os no corpo), parabéns: você está pronto para a terceira marcha.

TERCEIRA MARCHA

Voltemos ao COF. Sabemos que, para um comportamento ser reforçado e mantido, seu valor de recompensa tem que ser provavelmente maior do que o valor do comportamento que ele substitui. Pense no COF como um viciado em Tinder – ou em outro aplicativo de namoro – que vive rolando a tela em busca daquela maior e melhor oferta (MMO). Na hora de escolher comportamentos, nosso COF vive atrás da MMO.

Na verdade, o COF estabelece uma hierarquia de recompensas para que você possa tomar decisões com eficiência sem gastar muita energia mental. Isso é ainda mais verdadeiro quando você faz escolhas. O COF atribui valor a cada um de seus comportamentos anteriores e, quando é preciso escolher – digamos, entre dois comportamentos –, ele seleciona o mais valioso. Isso ajuda a tomar decisões rápidas com facilidade, sem pensar muito nelas.

Como exemplo, posso citar meus inúmeros comportamentos de comer chocolate, a ponto de meu COF ter uma hierarquia bem detalhada das recompensas. Minha hierarquia é a seguinte: gosto muito mais de chocolate amargo 70% do que de chocolate ao leite 40%. Quando me mostram os dois, nem preciso pensar; sempre vou escolher o 70%. Não me entenda mal, não sou obcecado por 70%. Sempre experimentarei algo novo, desde que atenda a esse patamar de 70% (pode ser uma porcentagem mais alta ou conter sal marinho, pimenta-caiena, talvez amêndoas), mas dificilmente optarei por um 60%.

Para romper velhos hábitos e manter os novos, é preciso criar condições favoráveis.

Primeiro, temos que atualizar o valor de recompensa do velho hábito. É por isso que você vem treinando tanto a segunda marcha.

Depois, é preciso achar aquela MMO.

Por exemplo, ter consciência clara de que o gosto do cigarro não é bom reduz seu valor de recompensa (segunda marcha), mas, sem um cigarro na mão nas pausas para fumar, as pessoas não ficarão à toa. A ociosidade logo dará lugar ao tédio e à inquietude, que, em si, não são muito agradáveis. Em muitos paradigmas de tratamento de vícios, a solução exige um comportamento substituto. Chupar bala pode preencher o tempo e satisfazer o desejo (até certo ponto), mas alimenta o processo do hábito provocado por uma vontade; aprende-se a comer doce em vez de fumar, o que estabelece um ciclo próprio de aprendizado baseado em recompensas – o suspeito maior dos quilos a mais de quem larga o cigarro.

Em terceiro lugar, para a mudança de hábito ser duradoura, é preciso encontrar *um tipo especial de MMO*, não qualquer MMO por aí; uma recompensa mais prazerosa. Não basta alimentar o ciclo de hábito com a mera substituição por um comportamento diferente.

A atenção plena atende aos requisitos. Isso é muito importante, por isso vou repetir: *a atenção plena realmente pode lhe dar recompensas mais satisfatórias*, como um substituto que traz compensações maiores e melhores, sem o ônus de alimentar o desejo (falarei sobre isso adiante).

Vou continuar usando o estresse como exemplo. E se, em vez de fumar ou comer várias fatias de bolo, você utilizasse a curiosidade da atenção plena como novo comportamento substituto? Aqui, aparecem duas diferenças exclusivas: (1) passamos de comportamentos de base externa (comer, fumar, etc.) para um de base interna (curiosidade); e, mais importante, (2) o valor de recompensa é consideravelmente diferente. Você também pode usar a curiosidade atenta para substituir comportamentos habituais de base interna, como preocupar-se, porque a curiosidade é mais agradável do que a ansiedade.

Meu laboratório estudou o valor de recompensa de estados mentais e emocionais diferentes e encontrou algo realmente fascinante. Estados como maldade, estresse, ansiedade e desejo, além de mais desagradáveis (isto é, menos compensadores) do que bondade, maravilhamento, alegria e curiosidade, também parecem mais fechados, ao passo que os outros parecem mais abertos e até expansivos. Lembre-se: isso faz sentido do ponto de vista da sobrevivência. Se estiver fugindo do famoso tigre-dentes-de-sabre e for encurralado, o que você faz instintivamente? Você se curva para a frente como se quisesse virar uma bolinha, para tornar-se o menor alvo possível e proteger seus órgãos vitais.

Meu laboratório constatou que até a sensação de estar fechado – esse estado mental de contração – se alinha com a ativação do modo padrão de algumas áreas do cérebro, como o córtex cingulado posterior (aquele de que falei na Parte 1). Em contrapartida, a consciência curiosa da experiência do momento presente, além de se correlacionar com a sensação de abertura/expansão, reduz a ativação das mesmas áreas cerebrais. É importante que esta última seja mais agradável que a primeira – o valor de recompensa é mais alto.

> Façamos um experimento de 30 segundos para ilustrar esse conceito, de modo que você possa memorizá-lo como sabedoria baseada em experiência própria.
>
> Pense numa ocasião recente em que ficou ansioso ou com medo. Lembre-se dos eventos e elementos e procure sentir novamente essa emoção no corpo.
>
> Observe *onde* você a sente.
>
> A sensação parece mais fechada, contraída e restrita ou mais aberta e expandida?
>
> Agora, pense numa ocasião recente em que ficou alegre. Lembre-se dos eventos e elementos e procure sentir novamente essa emoção no corpo.
>
> Observe onde você a sente.
>
> A sensação parece mais fechada, contraída e restrita ou mais aberta e expandida?

Depois de fazer o experimento, parece óbvio, mas ainda assim temos que confirmar no laboratório. Assim, sob a orientação da Dra. Edith Bonnin, uma aluna de pós-doutorado de meu laboratório, medimos o valor de recompensa de vários desses estados emocionais em centenas de participantes. Vimos que, de forma quase universal, as pessoas preferem os estados abertos aos fechados. Ao fazer esse breve experimento, talvez você tenha notado a mesma coisa e percebido que a alegria é um sentimento expansivo; já o estresse e a ansiedade são constritivos.

Eis o que a consciência da atenção plena pode lhe dar: (1) ela ajuda a atualizar o valor de recompensa dos comportamentos antigos; (2) essa prática tem base interna (isto é, você não precisa comprar mais quando estiver acabando); e (3) é muito melhor do que ficar preso naquela roda de hamster do ciclo de hábito.

Em resumo, esta é a terceira marcha: procurar uma MMO (ou seja, um comportamento substituto) que, por ser maior e melhor, você passe a preferir em vez do antigo hábito. Em razão do valor de recompensa maior, no começo essa MMO o ajuda a sair do velho ciclo de hábito várias vezes; depois de estabelecida, ela se transforma em uma nova solução para seu cérebro (logo, será um novo hábito).

Passaremos o resto do livro aprendendo e treinando diversas técnicas de atenção plena para você experimentar e identificar quais recaem na sua deliciosa faixa dos 70% (minha porcentagem de cacau preferida no chocolate, lembra?).

Se voltarmos mais uma vez à analogia do cavalo e do cavaleiro, veremos que a consciência da atenção plena não muda a intensidade do desejo nem aumenta o poder da força de vontade. Na verdade, ela modifica a relação entre os dois. Em vez de brigar para domar o cavalo, você, como cavaleiro, pode aprender a cavalgar com mais habilidade. Quando a consciência aproveita a energia e o poder do desejo prejudicial, tudo isso se funde harmoniosamente, resultando em algo que talvez transcenda e transforme as dualidades opostas de uma luta em algo parecido com uma dança.

TERCEIRA MARCHA DEFINIDA

Vou lhe dar duas definições de terceira marcha: uma ampla e outra mais específica e sustentável. Em seguida, vou esmiuçar as duas.

Definição ampla: qualquer coisa que ajude a sair do velho ciclo de hábito.
Definição específica e sustentável: uma MMO de base interna que ajude a sair do velho ciclo de hábito.

O principal problema da definição ampla são as palavras *qualquer coisa*. Por exemplo, se você tentasse apenas romper um mau hábito – como comer bolo em excesso – e batesse na própria cabeça com um objeto contundente toda vez que o praticasse, isso poderia, em teoria, dar certo. Não é esse tipo de mudança de hábito que procuramos aqui.
Para a mudança ser sustentável, você precisa de algo prático ao alcance da mão, para pegar sempre que for preciso (e que não seja uma marreta). O mais importante é que o tipo de recompensa que vem com o comportamento é fundamental. Além de precisar ser mais compensador do que o comportamento antigo (MMO), o novo não pode reforçar o velho ciclo de hábito no processo. Já vimos que não dá certo com o exemplo de trocar cigarro por balinhas, que favorecem o ganho de peso.
Para ilustrar a importância desse ponto, usarei como exemplo o relato de uma pessoa de nosso programa Eat Right Now. Ela escreveu:

Alguma coisa me aborreceu hoje e fiquei muito emotiva. Normalmente, procuraria um doce ou a refeição mais farta, mais doce e gostosa que encontrasse para afogar o desconforto emocional [...] Eu estava lá na padaria, olhando todos os bolos, tortas, biscoitos, pensando no que poderia comer sem me sentir muito culpada. Escolhi dar uma volta na loja antes de decidir. Encontrei um pacote de amoras frescas e pensei que seria melhor do que um doce. Então comprei as amoras em vez de alguma guloseima, me sentei no café e saboreei cada frutinha. Depois, me senti bem satisfeita. Saí de lá sem nenhum doce tradicional. Aqui sentada, ainda me sinto um pouco emotiva e aborrecida com o que aconteceu antes. E, apesar de ter me presenteado com as amoras, ainda tenho esse desconforto que quero aliviar, esse buraco que quero preencher com alguma coisa. Normalmente, seria com comida. Mas não quero comida. Então o que faço em momentos como esse, de desconforto emocional grave, nos quais eu recorreria à comida em busca de alívio?

Essa pessoa descreve muito bem seu ciclo de hábito: seu gatilho são eventos que a afetam emocionalmente, e ela come para compensar o incômodo. Comer se tornou seu substituto preferido para o desconforto emocional. (Lembra-se de Dave? Ele também comia para se distrair da ansiedade.) Comportamentos substitutos como comer ou distrair-se *são* MMO, mas *ainda alimentam* o ciclo de hábito.

Se quiser mesmo se tornar o mestre Jedi de sua própria mente e não simplesmente trocar um hábito por outro, não é qualquer MMO que vai servir. Dave descobriu isso sozinho e jogou pela janela o hábito substituto de comer antes de tentar vencer a ansiedade.

Então como a pessoa deveria preencher esses momentos dolorosos? Lembre-se: ela precisa de algo confiável, portanto telefonar para um amigo ou alguém da família não resolveria. Afinal de contas, e se ninguém atender? Trocar por fotos de bichinhos fofos também é uma estratégia de substituição que alimenta o ciclo de hábito, embora destaque outro elemento que ainda não mencionamos: a habituação.

Lembra-se da primeira vez que você tomou bebida alcoólica? Aquela primeira dose e a segunda tiveram um efeito e tanto, talvez seguido de uma ressaca, caso você tenha exagerado. A reação do cérebro pode ter sido ajustar os receptores de acetilcolina para garantir que você conseguiria beber de novo sem problemas. E, se continuou a beber regularmente, seu cérebro reduziu o número de receptores (habituação) e você desenvolveu tolerância ao efeito do álcool, precisando beber mais com o tempo para obter o mesmo efeito.

Da mesma maneira, se você substituir seu velho hábito por vídeos de bichinhos no Instagram, o cérebro, como no caso do álcool, também vai se acostumar às fotos fofinhas – ele se *habitua*. Em outras palavras, o cérebro diz: *Já vi isso*. E, como no caso do álcool, você vai precisar de mais cachorrinhos ainda mais fofos para se satisfazer. Não é uma solução a longo prazo, concorda?

Em algumas tradições, esse processo é descrito como um "fantasma faminto". Imagine um fantasma com a barriga enorme e uma garganta muito longa e estreita. Por mais que coma, ele nunca ficará satisfeito, porque não consegue pôr comida no estômago com velocidade suficiente para enchê-lo; o esôfago é tão comprido e estreito que a comida que chega ao estômago é digerida antes que ele se encha.

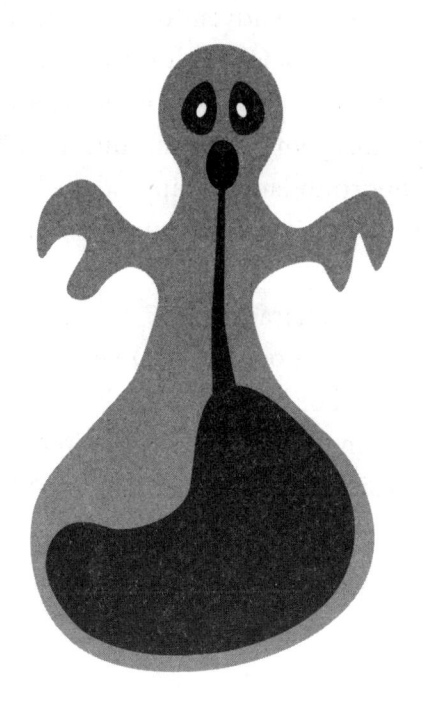

Assim como acontece com os grandes estômagos vazios, o vácuo não é agradável; diante de um, seu cérebro pensa: *Faça alguma coisa! Encha isso! Que terrível! Estou sendo sugado para esse poço horrendo de desespero*. No entanto, não se pode encher o vácuo; ao tentar fazê-lo, você só irá perpetuar o ciclo de hábito.

Mas, se conseguir perceber que esse vácuo é feito simplesmente de pensamentos, emoções e sensações corporais, você poderá dar um passo atrás, garantir que não alimentará o ciclo e deixar a consciência fazer o serviço enquanto você engata a primeira, a segunda e, agora, a terceira marcha.

A consciência é essencial para avançar em cada uma delas. Na terceira marcha, olhar de maneira gentil e curiosa para essas sensações e sentimentos o ajudará a deixar de sentir que precisa fazer alguma coisa para resolver uma situação e o levará a apenas observar sua experiência. Com isso, você verá os problemas se reduzirem e desaparecerem por conta própria.

A curiosidade acalma a sensação inquieta e impetuosa de *Faça alguma coisa!* porque, como já mencionei, ela é mais aberta e expansiva. Melhor ainda, a sensação que advém da curiosidade é agradável. Por ser tão compensadora, a consciência curiosa – um comportamento de base interna que lhe permite sair do ciclo de hábito, além de sentir-se bem e abrir-se à aprendizagem – *é*, em si, aquela MMO especial. Depois que você tiver mais oportunidades de aprender e brincar com a própria curiosidade, vamos analisar melhor como isso afeta a preocupação e outros ciclos de hábito.

Pronto para treinar a terceira marcha?

Comece mapeando que tipos de MMO você usa como estratégia de substituição para seus velhos hábitos. Eles alimentam o ciclo de hábito? Dica: eles resultam em inquietude, contração, remendos temporários e desejo de mais, todos sinais de habituação, ou apontam para um caminho diferente?

CAPÍTULO 16

A ciência da curiosidade

> Não tenho nenhum talento especial.
> Só sou apaixonadamente curioso.
>
> — ALBERT EINSTEIN

Em 2007, a cidade de Nova York fez algo radical (embora no sistema de metrô de Londres essa "inovação" exista há décadas, assim como em Washington, Toronto e São Francisco): instalou relógios de "contagem regressiva" para a chegada dos trens na maioria das estações de trem e metrô. Valeu a pena investir mais de 17,6 milhões de dólares nesses aparelhos? Pode apostar que sim.

Os administradores do metrô da cidade estavam resolvendo um problema de cada passageiro, um problema que liga a curiosidade ao modo como aprendemos a acalmar a mente e aproveitar as viagens.

Para ajudar a entender como e por que fizeram isso, comecemos com uma definição bastante aceita de curiosidade: "desejo forte de saber ou aprender alguma coisa".

A curiosidade é uma capacidade inata, natural e universal que todos temos e floresce naturalmente quando somos crianças. Ela nos ajuda a descobrir como o mundo funciona, nos atraindo com um encantamento quase infantil. Leon Lederman – segundo diretor do Fermilab, famoso laboratório americano especializado em física de partículas, e ganhador do Prêmio Nobel de Física em 1988 – disse:

As crianças são cientistas natos. [...] Elas fazem tudo o que os cientistas fazem. Testam a força das coisas, medem corpos em queda, equilibram-se, fazem todo tipo de coisa para aprender a física do mundo que as cerca, e assim são todas perfeitas como cientistas. Fazem perguntas, enlouquecem os pais com por quê?, por quê?, por quê?, por quê?.

Mas nem toda curiosidade é igual. E nem sempre a curiosidade é considerada uma coisa boa.

Você pode argumentar que foi a curiosidade que fez Adão e Eva serem expulsos do Jardim do Éden. Nos anos 1600, o filósofo Thomas Hobbes descreveu essa característica como a "luxúria da mente", e Blaise Pascal, no mesmo século, acrescentou que a curiosidade é "só vaidade".

Mas saber como a curiosidade funciona do ponto de vista neurobiológico é o primeiro passo para despertar nosso encantamento infantil e aproveitar seu potencial.

A CURIOSIDADE TEM DOIS SABORES: AGRADÁVEL E DESAGRADÁVEL

Em 2006, os psicólogos Jordan Litman e Paul Silva decompuseram os dois principais "sabores" da curiosidade, que chamaram de curiosidade I e curiosidade D. O "I" de curiosidade I representa *interesse*, os aspectos agradáveis da fome de conhecimento, e o "D" significa privação (*deprivation,* em inglês), a ideia de que, quando encontramos uma lacuna nas informações, entramos num estado inquieto e desagradável de precisar saber.

Em outras palavras, a curiosidade – nosso impulso para obter informações – pode produzir tanto um estado agradável quanto de aversão.

Curiosidade por privação, o tipo fechado, inquieto, de precisar saber: a coceira que tem que ser coçada

A curiosidade por privação é movida pela falta de informações, geralmente de uma informação específica. Por exemplo, quando vê a foto de uma estrela de cinema ou de outra pessoa famosa e não consegue se lembrar do nome dela, você começa a vasculhar o cérebro para descobrir quem é (*Ah, ela fez aquela comédia romântica... Aquela em que ela... Droga, qual é o nome mesmo?*). A tentativa de se lembrar pode até deixar você num estado contraído, como se tentasse espremer o cérebro para obter a resposta. Se não tiver sucesso, você procura no Google. Ao ver o nome, vem o alívio, porque você não está mais privado da informação. Isso se estende às mensagens trocadas e às mídias sociais. Se estiver em uma reunião ou sair para jantar e perceber que chegou uma mensagem no celular, você pode notar que, de repente, fica dificílimo prestar atenção no ambiente; não saber o teor da mensagem o deixa inquieto. É como se o celular começasse a esquentar até abrir um buraco na bolsa ou no bolso. Essa fogueira da incerteza é apagada quando você pega o celular para ver quem lhe mandou a mensagem ou ler o que diz.

Eis outro exemplo. Pense em como é ficar preso no trânsito sem saber quanto tempo o engarrafamento vai durar. Ao olhar o Google Maps ou o Waze e ver qual será o atraso, você se sente muito melhor. O tempo que terá que esperar não mudou, mas sua ansiedade foi aliviada só por saber quanto tempo ficará parado. Você preencheu essa lacuna do conhecimento e reduziu a incerteza. Essa redução do estresse de não saber foi a razão para Nova York instalar no sistema de metrô relógios digitais que mostram às pessoas exatamente quanto terão que esperar pelo próximo trem. Os passageiros preferem saber que o próximo trem chegará em 15 minutos a não saber que são só dois minutos.

O alívio do estado negativo, o coçar da coceira, é compensador em si. É por isso que os programas de TV têm ganchos: para provocar a curiosidade por privação. Temos que saber o que acontece, e assim maratonamos!

Curiosidade por interesse: a maravilha da descoberta

A curiosidade por interesse é despertada quando nos interessamos em aprender mais sobre alguma coisa. Em geral, não é uma informação específica (como o nome de uma atriz), mas uma categoria mais ampla. Você sabia, por exemplo, que há animais que nunca param de crescer? É o chamado crescimento indeterminado, que ocorre em tubarões, lagostas e até cangurus. Na verdade, já encontraram uma lagosta de 9 quilos e, com base em seu tamanho, acredita-se que tivesse 140 anos. Essa é uma baita lagosta! Não é fascinante?

A curiosidade por interesse se assemelha a mergulhar em uma busca na internet e perceber, horas depois, que você aprendeu muita coisa e saciou sua sede de conhecimento. É gostoso aprender algo novo. É diferente de preencher uma lacuna, simplesmente porque, para começar, não havia lacuna alguma (isto é, você não sabia que não sabia nada sobre lagostas grandes, mas, quando descobriu, ficou curioso e fascinado). Ao contrário da curiosidade D, que é sobre destinos, a curiosidade I é mais sobre a jornada.

Então, para começar, por que temos curiosidade? Acontece que a curiosidade se fundamenta (surpresa!) na aprendizagem baseada em recompensas.

Lembre-se: a aprendizagem por recompensa se baseia no reforço positivo e negativo. Você quer fazer mais vezes as coisas agradáveis e menos vezes as desagradáveis. No tempo das cavernas, isso era essencial para nos ajudar a encontrar comida e evitar perigos.

Esse também pode ser o caso da curiosidade.

A ideia de que a curiosidade se alinha à aprendizagem baseada em recompensas é sustentada por um número crescente de pesquisas.

Um estudo de Matthias Gruber e seus colegas do campus Davis da Universidade da Califórnia pediu aos alunos participantes que examinassem uma lista de perguntas de conhecimentos gerais e classificassem seu nível de curiosidade para saber as respostas. No pico de curiosidade, as vias de dopamina no cérebro dispararam com mais intensidade, e houve uma conexão mais forte entre os centros de recompensa e o hipocampo, área cerebral associada à memória. O pico de curiosidade preparou os alunos para recordar mais informações, não só a resposta às perguntas de conhecimentos gerais.

Outro estudo realizado por Tommy Blanchard e colegas, das Universidades de Rochester e Columbia, examinou como a curiosidade ligada à obtenção de informações se codifica no córtex orbitofrontal. (Lembre-se de que o COF está associado ao valor de recompensa e atribui valores diferentes às coisas, como no caso do brócolis versus bolo.) Na verdade, em estudos com primatas, a equipe de Blanchard constatou que eles se dispunham a abrir mão de recompensas, como um gole d'água, em troca de informações.

Juntos, esses estudos indicam que a expressão *sede de conhecimento* é mais do que metafórica. A aquisição de informações segue as mesmas vias comportamentais básicas da aprendizagem baseada em recompensas e tem até um valor de recompensa literal no cérebro. Podemos acrescentar as informações à lista de itens essenciais à sobrevivência.

O cérebro antigo (encontrar comida, evitar perigos) se une ao novo (obter informações para planejar e prever o futuro) para nos ajudar a prosperar. Mas, quando se trata da curiosidade, haverá algo como informações demais?

SABORES DIFERENTES, RECOMPENSAS DIFERENTES, RESULTADOS DIFERENTES

Cada "sabor" de curiosidade tem um "gosto" diferente de acordo com a forma como o sentimos no corpo: a privação parece fechada, o interesse parece aberto. Assim, na estrutura de recompensa, o que provoca esses comportamentos? Na curiosidade por privação, obter a resposta é compensador, mas na curiosidade por interesse o processo de estar curioso é agradável.

Isso é importantíssimo por dois motivos. Primeiro, na curiosidade por interesse não é preciso nada externo para se obter a recompensa (a curiosidade é compensadora em si e por si); em segundo lugar, em razão da sua natureza inerente, ela não se esgota.

Além do potencial de ser um recurso infindável, a curiosidade por interesse também é mais gostosa (isto é, mais compensadora) quando comparada à coceira incômoda da privação.

Portanto, como usar esse conhecimento para otimizar a aprendizagem provocada pela curiosidade? Vamos pôr a curiosidade e o conhecimento em um gráfico com a forma de uma curva em U invertido. Imagine a curiosidade no eixo vertical e o conhecimento no horizontal. Se você tem pouquíssimo conhecimento sobre alguma coisa, sua curiosidade é muito baixa. Quando começa a obter conhecimento, a curiosidade aumenta e chega a um platô. Quando você ganha ainda mais conhecimento, a curiosidade diminui, porque as lacunas das informações foram preenchidas.

Em outras palavras, pouquíssima incerteza a respeito de algo não provoca curiosidade (do tipo por privação); excesso de incerteza provoca ansiedade. Para encontrar o ponto perfeito da curiosidade, é preciso ficar no alto da curva e ter apenas as informações suficientes para mantê-la.

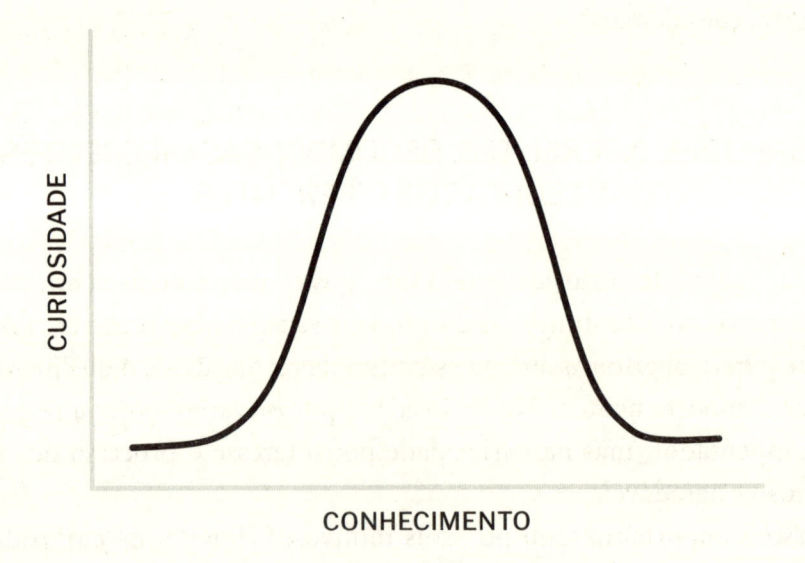

USANDO A CURIOSIDADE NA APRENDIZAGEM E NA MUDANÇA DE HÁBITO

A maioria de nós aborda a si mesmo e ao mundo com curiosidade do tipo D, como um problema a ser resolvido. Mas, na verdade, todos estamos no lugar perfeito para construir e sustentar a curiosidade antepondo as duas formas, por privação e por interesse. E é possível aproveitar a inter-relação entre os dois tipos de curiosidade para romper hábitos antigos e construir hábitos novos. Neste ponto do livro, você já adquiriu algum conhecimento sobre como sua mente e seu cérebro trabalham – como entender a formação de hábitos identificando as recompensas. À medida que se interessa cada vez mais em usar o cérebro para fazer o que você quer, em vez de se tornar escravo de seus desejos e hábitos, você ascende na curva em U invertido da curiosidade. E, sim, isso nos leva de volta ao mindset de crescimento de Carol Dweck: estar aberto e interessado em aprender com suas experiências em vez de se fechar ao primeiro sinal de "fracasso" (e escorregar pelo U invertido até a falta de interesse ou a frustração).

Espero que, neste momento, você tenha informações conceituais suficientes para ficar cada vez mais curioso sobre como será sua própria experiência. Isso permitirá que você pare de usar o pensamento para tentar sair da ansiedade e mudar o comportamento e passe a utilizar o poder da curiosidade aproveitando-o como recurso interno que se autoimpulsiona (porque é compensador). Provavelmente você já percebeu que isso o prepara para ficar no topo do U invertido, cada vez mais curioso por ver como a ansiedade funciona e como ela provoca os ciclos de hábito da preocupação e da procrastinação, em vez de supor que sabe tudo a respeito e que o sentimento nunca mudará, ou que é preciso achar a pílula ou técnica mágica que irá curá-lo. Isso também o ajudará a trabalhar seus ciclos de hábito, além de deixá-lo cada vez mais curioso pelo que consegue aprender quando se envolve num desses ciclos.

Como dizia Einstein, "a curiosidade tem sua própria razão de existir. Não é possível deixar de se assombrar ao contemplar os mistérios da eternidade, da vida, da estrutura maravilhosa da realidade. Isso basta quando se tenta compreender apenas um pouco desse mistério a cada dia. Nunca perca a santa curiosidade".

CURIOSIDADE: NOSSO SUPERPODER INATO

De todas as capacidades humanas, a curiosidade está no alto da minha lista de essenciais. Ela nos ajuda a aprender a sobreviver no mundo, traz a alegria da descoberta e do deslumbramento e é mesmo um superpoder.

No terceiro trimestre de 2019, organizei um retiro de meditação silenciosa de sete dias para a equipe olímpica estadunidense de polo aquático feminino. Trata-se de um grupo de mulheres extraordinárias que ganharam medalhas de ouro nas duas últimas Olimpíadas. Quando chegaram ao retiro, as atletas tinham acabado de conquistar o campeonato mundial e o ouro nos Jogos Pan-Americanos. São literalmente a melhor equipe do mundo no polo aquático. O que mais eu poderia ensinar a elas sobre atletas de elite?

Eu comandava o retiro, no alto das montanhas do Colorado, com a Dra. Robin Boudette, uma boa amiga. Com três dias de retiro, levamos a equipe numa caminhada morro acima até um local com uma vista inspiradora do vale. Foi quando decidi soltar a bomba C. Durante toda a semana, Robin e eu enfatizamos a importância de assumir uma atitude de curiosidade por tudo, da meditação ao ato de comer, mas estávamos guardando o método de mergulhar na curiosidade para a hora certa. E a hora havia chegado.

Depois de contar até três, Robin e eu rompemos o silêncio com um *hum* em voz alta (o tipo de *hum* que emitimos naturalmente quando estamos curiosos com alguma coisa. Não confunda com o mantra *Om*). Pedimos às atletas que repetissem o som conosco, e um *hum* coletivo reverberou até as alturas. Esse ato nos tirou de dentro de nossas cabeças e nos levou à experiência direta de estar curiosos.

No restante da semana, as atletas adotaram essa prática da curiosidade como peixes dentro d'água. Quando se sentiam frustradas ou empacadas na prática da meditação, o *hum* parecia ajudá-las a explorar o que sentiam no corpo e na mente (em vez de tentar consertar ou mudar). Quando se viam presas no ciclo de hábito da preocupação ou do autojulgamento, o *hum* as ajudava a engatar a terceira marcha e sair do ciclo. Em vez de a mente sair girando descontrolada e alimentar mais autojulgamento, elas descobriram que o *hum* as ajudava a recuar e ver quais eram os elementos constitutivos do ciclo de hábito: pensamentos e emoções.

A curiosidade também as ajudou a ficar presentes, sem fazer julgamentos, fosse qual fosse a experiência. Ela se mostrou mais intensa do que qualquer tipo de força de vontade que as atletas (habitualmente) usavam e trouxe uma atitude lúdica e alegre ao retiro de meditação. (É difícil se levar a sério quando se faz *hum* o dia inteiro.)

Com o passar dos anos, descobri que posso utilizar essa simples ferramenta para ajudar as pessoas, sejam quais forem o idioma, a cultura ou o histórico, a mergulhar de cabeça na experiência corporificada e aproveitar sua capacidade natural de serem curiosas. Isso também ajuda a evitar a "armadilha mental" de querer preencher uma lacuna do conhecimento, levando as pessoas diretamente àquele ponto ideal de abertura, engajamento e curiosidade.

A curiosidade (por interesse, não por privação) cumpre com perfeição todas as condições da terceira marcha: é um comportamento MMO de base interna (portanto, sempre disponível) que nos permite sair dos velhos ciclos de hábito de um jeito sustentável.

Eis um exemplo de que a curiosidade é útil, relatado por um paciente do nosso programa Unwinding Anxiety:

> *Quando comecei o programa, não percebi direito os benefícios da curiosidade. Hoje, senti uma onda de pânico e, em vez de medo ou pavor imediato, minha reação automática foi: "Hum, isso é interessante." E me acalmei na mesma hora! Eu não estava só dizendo que era interessante, realmente senti isso.*

Às vezes me perguntam: *O que acontece se eu* não *estiver curioso?* Ao que respondo: *Use o mantra para mergulhar diretamente em sua experiência.* Hum, *como é não se sentir curioso?* Isso ajuda a pessoa a entrar numa consciência curiosa em relação às sensações e emoções do corpo, afastar-se da cabeça que pensa e entrar no corpo que sente.

COMO TREINAR A CURIOSIDADE

Vamos fazer passo a passo o exercício de curiosidade que ensino a todo mundo no primeiro dia de treinamento pelo aplicativo Unwinding Anxiety. Esse exercício serve de "botão do pânico" quando a ansiedade vem. Leva cerca de dois minutos.

Acomode-se em um lugar tranquilo e confortável. Você pode ficar sentado, deitado ou mesmo em pé; só é preciso que mantenha a concentração.

Recorde o "incidente" mais recente envolvendo um ciclo de hábito. Tente se lembrar da cena e passar diretamente à segunda marcha retrospectiva: concentre-se no seu comportamento.

Procure reviver a experiência, com foco no que sentiu exatamente na hora em que estava prestes a realizar o comportamento habitual. Como foi a vontade de continuar e "fazer"?

Agora, observe seu corpo.

Que sensação é mais forte agora? Eis uma lista de palavras e expressões. *Selecione apenas uma*, a que você sente com mais intensidade:

- ☐ rigidez
- ☐ pressão
- ☐ contração
- ☐ agitação
- ☐ respiração curta
- ☐ ardência
- ☐ tensão
- ☐ aperto
- ☐ calor
- ☐ buraco no estômago
- ☐ zumbido/vibração

Essa sensação fica mais no lado direito ou no esquerdo? Na frente, no meio ou atrás do corpo? Onde você a sente com mais intensidade?

Agora, faça seu *hum* interior; esse *hum* fica no lado direito ou esquerdo? No meio, na frente ou atrás do corpo?

Não se preocupe com a área que escolheu. Todas são perfeitas.

Você notou alguma coisa ao ficar curioso pela parte do corpo onde estava a sensação? Essa curiosidade o ajudou a se aproximar dessa sensação?

Se a sensação ainda estiver aí, veja se consegue ficar curioso e notar o que mais existe. Você tem outras sensações? O que acontece quando fica curioso a respeito delas? Elas mudam? O que ocorre quando você fica muito curioso pelo modo como as sente? Siga-as pelos próximos 30 segundos, sem tentar fazer nada a respeito delas, apenas observe. Elas mudam quando você as observa com uma atitude de curiosidade?

Eis um exemplo de alguém do nosso programa Unwinding Anxiety:

> *O teste de estresse é espantoso! Realmente sentir em que lugar do corpo o estresse fica guardado e depois "detalhar" as sensações concretas muda completamente a experiência. No processo de esmiuçar o estresse e o desconforto, acho que elas [as sensações corporais] se transformam em fontes de interesse aguçado e perdem o "jeitão" negativo. A curiosidade vence a ansiedade! Ouvi dizerem isso muitas vezes, mas saber de verdade, por dentro, é outra história. Consigo ver como a ansiedade funciona, e isso me leva a acreditar que sou capaz de vencê-la.*

Esse breve exercício foi só para dar a você um gostinho da curiosidade – para estimular sua capacidade natural de ficar consciente e até curioso pelo que acontece dentro do corpo e da mente neste momento em vez de se prender num ciclo de hábito. Se notou que, por ficar curioso, ganhou até um microssegundo a mais para estar com seus pensamentos, emoções e sensações corporais, você acabou de dar um enorme passo à frente.

Esta é a terceira marcha: o processo de sair dos velhos ciclos de hábito e entrar no momento presente. Quando usa o *hum* como mantra, você evidencia seu fascínio de criança, ainda mais se não o usa há algum tempo. O *hum* o ajuda a entrar na experiência direta em vez de ficar preso na mente, tentando fazer alguma coisa para resolver esses irritantes ciclos de hábito e consertar a si mesmo.

Sempre que vier o desejo de praticar um comportamento habitual – ou mesmo quando você estiver no meio do comportamento –, procure treinar o engate da terceira marcha. Tente assumir a atitude de curiosidade até mesmo na segunda marcha, quando perguntar: *O que eu ganho com isso?* Assim, você pode se abrir à experiência e adotar o mindset de crescimento (analise e aprenda).

CAPÍTULO 17

A história de Dave, terceira parte

Eis como Dave ampliou sua curiosidade para vencer o medo e a ansiedade.

Em uma visita à clínica, ele me contou que o pai havia abusado fisicamente dele quando criança. O menino estava lá sentado, pensando na vida, e, do nada, o pai batia nele. Não havia razão aparente (não que haja alguma justificativa para bater em um filho). Era como se ele fosse um saco de pancadas para o pai. Dave percebeu que, como consequência dessas agressões, o cérebro ficou em alerta constante desde a infância, sempre em busca de perigos. O cérebro de Dave nunca foi capaz de determinar quais ambientes eram seguros e quais eram legitimamente perigosos, porque o pai batia nele de forma *aleatória* e não sistemática. (Lembra-se do conceito de reforço intermitente que abordei no Capítulo 3? Ele não se limita a deixar as pessoas viciadas em máquinas caça-níqueis e redes sociais.) Como não podia usar os processos de aprendizagem baseada em recompensas para classificar os comportamentos seguros e não seguros, o cérebro de Dave simplesmente supôs que nada era seguro (assim seria mais garantido). Funcionava assim havia mais de três décadas.

Isso levou Dave a uma epifania. Ele percebeu que esse modo de alerta máximo era um ciclo de hábito que ele havia adotado *como identidade.*

Para combatê-lo, recomendei um treino simples: quando se sentisse em alerta máximo, ele deveria reservar um instante para ficar curioso sobre o que sentia e checar se realmente havia algum perigo. Pedi-lhe que experimentasse no consultório e relatasse sua experiência. Enquanto praticava o exercício, ele disse:

– Uau, esses sentimentos somem quando vou procurá-los.

– Há perigo aqui agora? – perguntei.

– Perigo nenhum... só calma – disse Dave.

O modo de hábito de alerta máximo pôde ser visto como era: sensações associadas ao perigo. Na ausência de perigo, simplesmente por ficar curioso a respeito daquelas sensações, Dave conseguiu ver com os próprios olhos que, além de inexatas (indicavam um perigo que não existia), elas sumiam sozinhas.

Eu o orientei a treinar em casa. Ele só precisou de algum tempo e repetição para atualizar os antigos sistemas de memória do cérebro de "não seguro" para "seguro". O importante é que não tentei convencê-lo de que estava em segurança nem lhe pedi que se convencesse. Em vez disso, treinei-o para oferecer ao cérebro informações mais exatas.

Com o tempo, Dave aprendeu que não precisava viver ansioso. Ironicamente, enquanto desfrutava de períodos importantes de calma, que lhe pareciam estranhos e diferentes, seu cérebro começou a interferir, perguntando se *havia* algo errado (usando os velhos óculos do hábito) e se ele *deveria* ficar ansioso.

Dave demonstrava o clássico "comportamento da savana". Lembre-se: nosso cérebro evoluiu para viver com "segurança em primeiro lugar". Quando exploramos uma nova região da savana, temos que ficar de olho no perigo. Só conseguimos relaxar depois de mapear o território por várias vezes e não encontrar nenhum sinal de risco. É daí que vem a noção moderna de zona de conforto. Quando estamos em um lugar seguro e conhecido, nos sentimos à vontade. Pode ser um lugar físico que parece seguro (como nossa casa), uma atividade em que somos bons (como praticar o esporte favorito ou tocar um instrumento musical que dominamos) ou até o espaço mental que habitamos (dar seminários sobre mudança de hábito é meu lugar ideal, a matemática nem tanto).

Se saímos de nossa zona de conforto, o cérebro da sobrevivência começa a nos alertar de que estamos entrando em terreno desconhecido e que pode haver perigos ali. Quando vemos o mundo como seguro ou inseguro, as únicas opções são conforto ou perigo: ou estamos na zona de conforto ou na zona de perigo (que muitos pacientes meus chamam de zona de pânico, porque é tão desconfortável que começam a entrar em pânico). Foi assim que Dave descreveu o que sentiu: não estar ansioso o deixava ansioso, porque era algo desconhecido para ele. Em outras palavras, o desconforto de estar em um novo espaço mental, mesmo que esse novo lugar fosse o jardim da serenidade, levava seu cérebro de sobrevivência a procurar por perigos. Sabe-se lá se a serenidade não é perigosa...

Na verdade, há outra opção. Se voltarmos ao mindset fixo e de crescimento de Carol Dweck, poderemos acrescentar uma zona entre o conforto e o perigo: a famosa zona de crescimento. O mundo fora da zona de conforto nem sempre é perigoso. Só precisamos checar se é. Se estivermos explorando uma nova ideia, um lugar desconhecido ou uma pessoa que acabamos de conhecer, podemos abordar as novas áreas com medo *ou* empregar uma atitude de curiosidade. Quanto mais curiosidade tivermos, mais abertos estaremos a aprender e crescer com a exploração, em vez de nos fecharmos ou corrermos de volta para nosso espaço seguro ao primeiro indício de incômodo. Todos nós precisamos ter isso em mente: a mudança pode ser assustadora, mas não precisa ser. Quanto mais aprendermos a nos inclinar para o desconforto da diferença, reconhecendo que podemos estar nervosos só porque aquilo é novo, mais ficaremos à vontade em nossa zona de crescimento. É assim que aprendemos e crescemos. Como bônus, quanto mais nos sentirmos à vontade em nossa zona de crescimento, maior será ela.

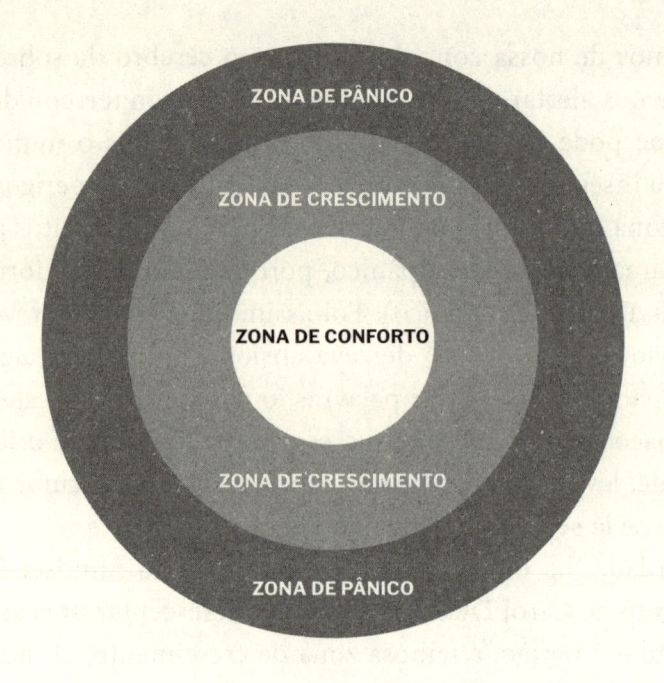

ZONA DE PÂNICO
ZONA DE CRESCIMENTO
ZONA DE CONFORTO
ZONA DE CRESCIMENTO
ZONA DE PÂNICO

Dave e eu discutimos isso tomando como exemplo uma metáfora de amigos. Às vezes, a companhia de velhos amigos pode ser reconfortante por eles serem conhecidos, mas não é necessariamente boa sempre (pense no amigo de infância que vive zombando de você). Dave também podia levar a consciência a isso e notar que, em razão da familiaridade, a ansiedade, estranhamente, o reconfortava, mas agora ele havia crescido mais do que ela. Quando começou a desaprender esse velho ciclo de hábito, Dave aprendeu a viver cada vez mais na zona de crescimento e, assim, passou a se sentir mais à vontade com a calma, a tranquilidade e até a alegria. Também encontrou novos amigos, que talvez se tornassem companheiros para a vida toda.

No decorrer deste livro, enfatizei a curiosidade. Disse que ela é um superpoder que nos ajuda a substituir antigos comportamentos habituais pelo "comportamento" simples da consciência curiosa. Tendemos a fugir do que é desagradável (principalmente a ansiedade e o pânico), e então essa fuga se torna um comportamento aprendido. Mas, com a curiosidade, podemos aprender a nos voltar para as coisas desagradáveis. A curiosidade pode nos ajudar a nos libertar dos velhos ciclos de hábito (é espantoso como se preocupar é consolador, não é?) enquanto aprendemos a explorar as sensações do corpo e da mente e vê-las como são: pensamentos e sensações que simplesmente vêm e vão.

A curiosidade é diferente da força de vontade e da garra. A garra tem a ver com determinação, mas exige uma quantidade imensa de energia, que se desgasta, e ficamos na pior (exaustos e derrotados). Em poucas palavras, esforço exige esforço. Quando pratico *mountain bike*, a força de vontade me ajuda a reduzir a marcha e pedalar morro acima para chegar ao topo. Já quando pedalo montanha abaixo ou por trechos complicados, com pedras e raízes, vejo que a garra não me leva a lugar algum. Se eu mirar as pedras e tentar passar o pneu da frente sobre elas usando apenas a força, acabo fracassando.

A curiosidade é diferente. Quando ficamos curiosos a respeito de alguma coisa, isso nos atrai sem esforço, porque é agradável e compensador *em si*.

Quanto mais ficamos curiosos e abertos às experiências, maior é a reserva de energia a explorar. Usando novamente o exemplo do *mountain bike*, a curiosidade é tudo; em vez de me lançar às cegas em um trecho desconhecido, posso investigar todas as maneiras de explorar criativamente meu caminho.

Quando se trata de seus próprios obstáculos, barreiras e hábitos mentais, é preciso percorrer muito chão, principalmente enquanto você aprende como o território da mente é rico e sempre fascinante. Portanto, não se canse tentando forçar o avanço. Deixe a curiosidade levá-lo adiante de maneira orgânica, aumentando sua capacidade de lidar com novos desafios no futuro e poupando sua força para quando precisar dela.

Além disso, a curiosidade nos leva naturalmente do mindset fixo ao mindset de crescimento. Quanto maiores forem a curiosidade e a abertura às experiências, maior será a reserva de energia que você terá para fazer explorações. A função da curiosidade é nos ajudar a aprender, e só se consegue isso com participação ativa.

No decorrer de alguns meses, Dave descobriu o poder da curiosidade. Ele me mandou o seguinte e-mail:

Acho importante as pessoas entenderem que passei de um estado em que ficava apavorado só de sair de minha cama para outro de dirigir um Uber por toda Rhode Island. Três semanas atrás, fiquei muito apavorado ao levar minha namorada para o aeroporto. Ontem, deixei um passageiro lá [no aeroporto] sem nenhuma ansiedade. Nem penso na hora de ir ao supermercado hoje, mas, dois meses atrás, não conseguia nem entrar no estacionamento. Fiz um progresso imenso e saudável. Não estou viciado em comprimidos nem dependo deles para viver. Estou mudando toda a minha visão de mundo e me tornando uma pessoa mais feliz.

Isso não quer dizer que a ansiedade de Dave sumiu de vez. Por aproveitar a própria curiosidade e usá-la como MMO para substituir a reação de medo quando a ansiedade aparece, em vez de ser impulsionado pela ansiedade, é Dave quem está ao volante, explorando a própria vida.

RESPIRE FUNDO

Os adultos tendem a se envergonhar de um monte de coisas, como dizer *hum* em público (ou até a si mesmos), mesmo que seja baixinho ou de modo aparentemente espontâneo. Mas isso não significa que você não possa começar a treinar a curiosidade em lugares onde se sente *menos* envergonhado, como no chuveiro, com a água correndo, quando ninguém poderá ouvir os seus *hum* (Hum, *que cheiro tem realmente esse sabonete?*). Se tiver filhos, você poderá ver a curiosidade "no hábitat selvagem", observando as crianças de 3 anos e se juntando a elas. Mas também vou lhe ensinar uma técnica da terceira marcha que você pode usar a qualquer momento e que ajuda a sair dos velhos ciclos de hábito. É uma prática sutil, que combate a insegurança e pode ser feita na companhia de outras pessoas e até no local de trabalho.

Exercício respiratório

A terceira marcha procura uma MMO facilmente disponível que o ajude a sair do velho ciclo de hábito, mas não *alimente* o processo do ciclo de hábito.

Quando nós, profissionais de saúde, damos um código no hospital para o paciente que está mal, começamos com A-B-C.

Em inglês, A-B-C significa *airway, breathing* e *circulation* – vias aéreas, respiração e circulação, respectivamente. Começamos com as vias aéreas porque, se estiverem bloqueadas, como o paciente vai respirar? Depois, passamos diretamente para B, ou respiração. Se ele estiver respirando, há uma boa chance de que esteja vivo, e assim nós, médicos, podemos parar por aí sem causar mais danos.

Quando você estiver sentado numa reunião de trabalho, há uma boa probabilidade de que todos estejam respirando. Como estão todos respirando, caso perceba que está prestes a se envolver num ciclo de hábito – como interromper os outros ou ficar na defensiva com o feedback –, você pode se esconder atrás da capa de normalidade e aproveitar o momento para prestar atenção na sua respiração e deixar de alimentar *aquele* hábito. Veja como sua respiração, na verdade, é uma grande MMO da terceira marcha:

1. A respiração está sempre disponível.
2. Prestar atenção na respiração ajuda a sair do velho ciclo de hábito.
3. Respirar não alimenta o processo do ciclo de hábito em si.

Há um zilhão de instruções e livros inteiros dedicados a lhe ensinar como prestar atenção na respiração para se "ancorar" no momento presente. Fique à vontade para lê-los. (Um dos meus favoritos é *Atenção plena em linguagem simples*, de Bhante Henepola Gunaratana.)

Aqui vou lhe dar a versão resumida, que você pode usar quando estiver numa reunião.

Fique sentado, como provavelmente você já está, ou em pé (se for uma reunião em pé), numa postura confortável. Não feche os olhos, senão todo mundo vai pensar que você está dormindo. Faça-se a pergunta: *Como sei que estou respirando?* e torne-se curioso pelo lugar onde estão as sensações físicas (aqui, um *hum* silencioso cairia bem). Talvez você note as sensações físicas do abdome se movendo para dentro e para fora; talvez observe o peito se movendo se estiver um pouco nervoso, com a respiração curta. (Se notar que respira pelo nariz, então já está bem adiantado no jogo, porque isso pode ser bastante sutil.)

Depois de localizar as sensações físicas da respiração, continue atento a ela. Se ficar chato ou difícil, aumente a curiosidade observando os processos naturais do corpo que determinam o ciclo respiratório, inspiração e expiração, ou quanto tempo dura a pausa entre uma e outra. (É verdadeiramente fascinante observar-se respirando!)

Para aplicar a respiração a momentos de ansiedade, desejos e outros fatores ligados aos ciclos de hábito, experimente essa prática.

Use sua curiosidade para identificar onde a ansiedade ou a vontade de corrigir a última declaração do colega é mais forte no seu corpo. Depois, inspire devagar pelo nariz, levando o ar diretamente àquela parte do corpo (não se preocupe com a correção anatômica aqui, apenas faça). Deixe a respiração ir ao encontro do sentimento de ansiedade e segure-a ali por alguns segundos antes de deixar o ar sair. Se isso não lhe soar muito místico, pense que, quando soltar o ar, parte do sentimento irá embora com a respiração. Se não curte misticismo, é só observar se a sensação desagradável mudou com esse ciclo de respiração. Depois, faça de novo. Inspire devagar e profundamente, imaginando essa respiração gentil e curiosa indo em direção à sua ansiedade. Deixe-a envolver o sentimento de ansiedade como se fosse um manto de curiosidade e gentileza por um segundo e, depois, solte o ar. Veja se parte desse sentimento se vai com a expiração.

Você pode repetir isso por alguns ciclos respiratórios, um minuto ou dois, ou até que seu chefe desconfie, porque você parecerá calmo e contente demais.

Eis um exemplo real do uso produtivo da consciência respiratória por alguém que foi piloto de testes de nosso programa Unwinding Anxiety. Essa pessoa, por acaso, estava no trabalho:

> *Eu estava numa reunião, com muita ansiedade para abordar uma questão difícil. Senti a respiração ficar meio curta, então veio a curiosidade sobre isso e a observei um pouco – "Gostaria de saber" e "Ah, é a ansiedade". Então eu a enfrentei e ela foi embora! Terceira marcha!*

(Na verdade, esse exemplo foi mais uma mistura de respiração, curiosidade e prática de observação que você vai aprender adiante, mas deu para entender.)

Veja mais um exemplo.

> *Hoje eu estava numa reunião e recebi um feedback negativo que foi uma surpresa para mim. Foi muito interessante sentir o calor subir quando meu rosto corou, perceber a reação de estresse vindo e aí me distanciar disso tudo. Consegui me manter por mais tempo em silêncio, escutar melhor e notar claramente a reação de estresse acontecendo com as outras pessoas na reunião. O passo seguinte foi atingir um nível de calma em que consegui pensar com clareza naquele momento e formular uma resposta coerente!*

Observe que a curiosidade não é o tipo de superpoder que magicamente lhe dá clarividência ou respostas instantâneas e coerentes. Ela apenas o ajuda a recuar e não se envolver com o ciclo de hábito.

A respiração é um recurso conveniente a que você pode se agarrar, como se fosse uma raiz, quando observar que está começando a escorregar penhasco abaixo no ciclo de hábito da ansiedade. Afinal, o que é melhor: ficar preso num ciclo de hábito que você tenta mudar desde sempre (e talvez se castigue por isso) ou sair dele?

Talvez você se pergunte por que prestar atenção na respiração não pode ser considerado outra forma de distração. Bom, é porque prestar atenção na respiração o mantém no momento presente de um jeito corporificado.

Em outras palavras, você fica em sua experiência direta, no momento presente, em vez de tentar sair de si.

Assim, hoje, veja se consegue brincar sem constrangimento com a construção de seus músculos de curiosidade mental (caso ainda não tenha tentado) e perceba como é acrescentar à mistura um pouco de prática de consciência da respiração. As duas são ótimas técnicas da terceira marcha que ajudam a abandonar os velhos ciclos de hábito e adotar novos hábitos mais compensadores.

CAPÍTULO 18

O que há de bom em dias chuvosos?

Antes da invenção da internet e de outras armas de entretenimento em massa, ficar em casa num dia chuvoso costumava exigir o uso da imaginação para descobrir algo que nos distraísse. Para mim, em geral, significava achar um brinquedo que eu pudesse destruir em nome da ciência. Sob a bandeira de "vamos descobrir como funciona", eu pegava um martelo, uma chave de fenda ou as ferramentas necessárias para desmontar o brinquedo e ver como era por dentro.

Certo dia, eu estava no quarto e encontrei um problema de demolição muito complicado – e, ingenuamente, achei que para resolvê-lo precisaria de uma faca. Por ser escoteiro, eu havia aprendido a manejar bem facas e até tinha permissão de possuir (e às vezes levar comigo) uma ou duas. Por azar, enquanto fazia minha dissecção, apertei com muita força a faca e ela escorregou, fazendo um belo e grande talho no meio do meu polegar. Talvez por ter o sexto sentido de um futuro médico, segui instintivamente o protocolo básico de sustentação da vida: "Primeiro, ligar para a emergência" – que, antes do advento dos celulares, consistia em correr escada abaixo em busca da minha mãe. Enquanto corria, fiz um "torniquete" com o que tinha à disposição: o indicador e o polegar da outra mão. Lembro-me de berrar com a sinceridade de qualquer criança que não sabe nada de anatomia e medicina: "Devo ter atingido uma artéria!" (Para ser justo comigo, o corte *era* profundo, a ponto de hoje eu ainda perceber a cicatriz que divide ao meio, quase com perfeição, minha impressão digital esquerda.) Minha mãe, por ser mais velha e mais sábia do que eu, me garantiu calmamente que eu não havia atingido nenhuma artéria e me ajudou a fazer um curativo.

O que tinha acontecido? Bom, fiquei tão envolvido em desmantelar o brinquedo em que trabalhava que *parei de prestar atenção* em como eu trabalhava.

> Gatilho: Frustração por não conseguir dissecar o brinquedo
> Comportamento: Ignorar o protocolo adequado do uso de facas: segure o objeto afiado e empurre
> Resultado: Polegar fatiado

E, para ser claro sobre o ciclo de hábito que acabei de mapear, não é que eu tivesse o hábito de cortar o polegar, mas tinha o hábito bastante entranhado de me envolver tanto no que estava fazendo que não desacelerava, não respirava fundo nem reunia as ferramentas necessárias para o serviço, fosse um parafuso solto em algum lugar da casa, fosse um aparelho novo que precisasse ser montado.

> Gatilho: Frustração por não querer interromper uma atividade para buscar a ferramenta certa
> Comportamento: Continuar usando a ponta do garfo para apertar o parafuso solto do armário da cozinha
> Resultado: Parafuso entortado, que então precisaria ser removido e substituído

Eu já era adulto quando identifiquei *esse* padrão de hábito. E o que me ajudou a rompê-lo foi ver todos os parafusos que estraguei pegando o utensílio que estivesse à mão (segunda marcha) e constatar que o serviço saía muito mais limpo e rápido quando eu reservava 30 segundos para ir à garagem e pegar a ferramenta certa (terceira marcha).

As regras evaporam quando nos envolvemos em ciclos de hábito. Já tentou usar regras para mudar um hábito, do tipo "nada de açúcar" ou "seja sempre gentil" ou "só bebo se meu time vencer o campeonato"?

E o que aconteceu? Depois de três dias sem beber, você se vê em uma severa abstinência, brigando com todo mundo para sair da sua frente enquanto avança até o armário de bebidas, sabendo muito bem que estava bêbado quando fez consigo mesmo o acordo sobre beber somente se seu time vencesse, portanto isso não conta.

O problema é que as regras são feitas para serem quebradas, ainda mais por garotos que as acham "burras". Por quê? Porque as crianças não aprenderam com a experiência. O córtex pré-frontal, nosso conhecido CPF, pode dizer ao sistema límbico que as facas são perigosas, mas o sistema límbico não responde à razão. Ele tem que *sentir a dor* do machucado para aprender a lição. Foi exatamente o que aconteceu comigo: ninguém precisou me dizer para prestar mais atenção quando usasse facas no futuro. Aprendi a lição com aquele acidente e, desde então, segui a regra do bom senso de prestar atenção quando uso facas.

Envolver-se num ciclo de hábito e não prestar atenção pode levar à combinação nada boa de entrar em pânico (eu me cortei e tem sangue, logo é muito grave) e tirar conclusões apressadas (atingi uma artéria). Eis outra história que ilustra como é importante prestar atenção e se manter frio quando há sangue envolvido.

Certa noite, quando eu era um terceiranista de medicina cheio de entusiasmo por realmente estar no hospital cuidando de pacientes, a enfermaria estava bastante calma e o médico-chefe de minha equipe convocou os alunos e residentes para um "momento de ensino", a fim de reforçar os laços entre os membros do grupo. Em geral, os momentos de ensino envolvem algum procedimento braçal com luvas, fezes e ritos de passagem, então me preparei para o pior.

Mas, em vez de mandar um de nós fazer um procedimento para aprimorar o caráter, para minha surpresa ele nos contou uma história de quando também era um jovem médico residente cheio de si. Antes de continuar, ele mandou que lembrássemos a frase: "Se desconfiar que uma pessoa está morta, verifique o pulso primeiro."

Quando era um jovem residente, esse médico estava sentado na UTI pensando na vida quando ouviu o monitor cardíaco de um dos pacientes passar do costumeiro *bip, bip, bip* de "paciente vivo, tudo bem" para o *biiiiiiip* de "paciente pode estar morto". O médico voou pela sala e, em milissegundos, meteu o punho bem no meio do peito do paciente, ministrando um golpe precordial que poderia salvar vidas. (Golpe precordial é o nome técnico do soco que se dá no peito de alguém para fazer com que o coração volte a bater.)

Ele levou um susto quando o paciente disse: "Ei, por que você fez *isso*?" Foi então que meu professor, agora muito envergonhado, percebeu que o monitor de frequência cardíaca havia se soltado do paciente enquanto ele dormia. Estando do outro lado da sala, sem verificar os sinais vitais, é bem fácil confundir um paciente adormecido com um paciente morto.

O médico explicou que (1) ele prestava atenção em outra coisa (não no paciente), (2) entrou em pânico e, em consequência, (3) tomou uma decisão apressada em vez de se lembrar de conferir os sinais vitais. Portanto, (4) tomou a providência errada *e* poderia ter prejudicado o pobre do paciente.

Se tivesse verificado o pulso do paciente primeiro, o médico perceberia que ele estava vivo e, ao olhar em volta, veria que o monitor cardíaco havia se soltado. Então, sem estresse e com o CPF acionado, ele teria raciocinado que deveria, em silêncio e com delicadeza, religar o monitor ao paciente ainda adormecido.

Felizmente, a única coisa prejudicada foi o ego do professor.

Muitas vezes, tentar romper um mau hábito pode ser muito desgastante. Na verdade, podemos nos dispor a fazer o que for preciso para cumprir uma tarefa. E essa abordagem de vencer a qualquer custo pode custar muito caro, com aumento da frustração e do estresse quando a força bruta não funcionar. Se esse for o seu caso, ajudar-se a prestar atenção e surfar essas ondas de desejo estressante em vez de ser sugado pelos ciclos de hábito da frustração pode manter seu córtex pré-frontal ligado, para que você não piore a situação. A curiosidade é uma ótima atitude, e o treino da terceira marcha para aumentá-la é útil em situações semelhantes à que o médico enfrentou. Prestar atenção em alguns ciclos de respiração é outra maneira de manter o CPF ligado e evitar consequências danosas. Eis outra prática da terceira marcha que pode ser muito útil em momentos de desejos intensos, sem falar dos verdadeiros ataques de pânico.

PRÁTICA RAIN

A ansiedade e os desejos chegam devagarinho e, sem perceber, você é completamente sugado por um ou outro ciclo de hábito. Mas não precisa ser escravo desses ciclos. Quanto mais toma consciência de que vontades e desejos intensos são apenas sensações corporais que o arrastam, mais você aprende a superá-los.

Vou lhe apresentar uma sigla que vai ajudá-lo a se manter presente e a não se apavorar quando surgir um ciclo de ansiedade. (Michele McDonald, professora estadunidense de meditação, inventou isso décadas atrás. Adaptei um pouquinho com base na prática de notar e anotar, popularizada pelo falecido Mahasi Sayadaw, professor de meditação birmanês.)

> RECONHEÇA/RELAXE a respeito do que está vindo à tona (por exemplo, o desejo).
> ACEITE/PERMITA que isso exista.
> INVESTIGUE as sensações corporais, as emoções e os pensamentos.
> NOTE e ANOTE o que acontece a cada momento.

A parte de anotar é parecida com o efeito do observador no campo da física, em que o ato de observar muda o fenômeno observado. Em outras palavras, quando notamos (e anotamos) as sensações físicas que surgem no corpo e dão origem ao desejo intenso, já ficamos menos presos nele, simplesmente por causa dessa observação. Vou lhe dar instruções específicas sobre o ato de anotar como prática separada num capítulo adiante.

Eis a prática básica de RAIN:

> Primeiro, RECONHEÇA que o estresse está se aproximando e RELAXE.
>
> Não cerre os dentes nem se prepare para o impacto! Apenas se solte e sinta que está vindo, já que, de qualquer modo, você não tem controle sobre ele. Tudo bem se sorrir um pouco. De verdade.
>
> ACEITE e PERMITA que a onda venha do jeito que ela é. Não tente afastá-la nem a ignore.
>
> Não se distraia nem tente fazer nada para resolver. Essa é a sua experiência. Aí vem ela.
>
> Para pegar a onda da ansiedade, é preciso estudá-la com atenção, INVESTIGANDO-A enquanto ela se forma. Seja curioso. Pergunte: *O que está acontecendo em meu corpo agora?* Não saia procurando. Veja o que surge com mais destaque na sua consciência. Deixe que venha até você.
>
> Fique curioso. Onde o sentimento se origina em seu corpo?
>
> Como é que você o sente de verdade?
>
> É um aperto no peito? É uma ardência na barriga? É uma inquietude que o obriga a fazer alguma coisa, como fugir?
>
> Finalmente, NOTE e ANOTE a experiência. Isso mantém você aqui e agora, curioso e concentrado, surfando a onda. Use frases curtas ou palavras isoladas. Isso o ajuda a ficar fora do "modo pensamento ou entendimento" e, além disso, mantém você na experiência direta do que está lhe acontecendo. Por exemplo, você pode anotar aperto, ardência, calor, inquietude, quando os sentimentos vêm e chegam ao pico, e depois vibração, dormência, redução, relaxamento, alívio e expansão, quando se acalmam. Se surgirem pensamentos, simplesmente anote "pensamento" e não se envolva no "modo análise ou conserto"! Anote sua experiência real.
>
> Siga essa onda até ela sumir completamente. Caso se distraia ou sua mente passe a outra coisa, é só retomar a investigação. Mantenha-se curioso e pergunte: *O que está acontecendo em meu corpo agora?* Surfe o sentimento até ele sumir por completo.

Veja que RAIN se baseia na prática de curiosidade que você já aprendeu. Investigar seus sentimentos o ajuda a se concentrar e ficar curioso pela experiência a cada momento. Conforme aproveita sua curiosidade e melhora na prática, talvez você descubra que ela pode ser até um pouco divertida (é sério!).

Veja o exemplo de uma participante do nosso programa Unwinding Anxiety.

Primeiro, ela mapeia a mente para ter mais consciência dos ciclos de hábito (primeira marcha) e até explora o resultado (segunda marcha):

> *Refleti mais sobre os ciclos de hábito que tenho, tentando observá-los durante o dia. Eu me concentrei principalmente nos gatilhos no trabalho. Um que notei foi que nas reuniões, quando um de meus supervisores fala depois de mim, sinto que eles me olham como se eu não me explicasse direito. Então começa a reação de temer que eu não agregue mais valor aos projetos e de ficar com vergonha do que eu disse. Isso me deixa nervosa se tiver que falar mais. Às vezes me calo e não digo mais nada. Outras vezes tento me "redimir" dizendo outra coisa, mas me arrependo e fico com mais vergonha ainda de ter falado.*

Então ela engata a terceira marcha usando RAIN:

> *Hoje, tive uma experiência interessante com RAIN. Precisei participar de uma reunião à qual estaria presente uma pessoa que eu não queria encontrar. Éramos amigos, mas aí ele me deu um gelo, e passei a ter muitos sentimentos negativos quando penso nele e o vejo. Consegui sentir que estava com medo da reunião, e fiquei curiosa por ver como era esse temor. Também decidi que, sabendo que sentimentos de ansiedade iriam surgir durante a reunião, faria o possível para anotá-los internamente. E funcionou muito bem! Consegui anotar "aperto" e "coração batendo mais rápido". No começo, tive medo de que seria difícil anotar, já que eu também tinha que*

mediar a discussão, mas, como anotar só leva um instante, não foi nada difícil. Na verdade, acho até que pode ter ajudado, porque, para anotar, tive que me manter presente na discussão em vez de me perder num ciclo de pensamento de mágoa e autocondenação. Assim, embora a reunião não fosse um piquenique, fiquei orgulhosa com o jeito como lidei com ela. Também consegui aceitar esse sucesso e apreciá-lo, o que ajudou meu modo de ver o dia.

Observe que a função do CPF se mantém ligada depois de alguns momentos de prática de RAIN. A pessoa consegue se manter presente e mediar a discussão em vez de se perder num ciclo de hábito autocondenatório.

Na próxima vez que notar a onda do ciclo de hábito se formando, veja se consegue tentar a prática de RAIN.

Abaixo, uma versão no formato de cartão da prática RAIN, para você tirar uma cópia ou fotografar com o celular e levar consigo para consultar.

RAIN

Reconheça o que está acontecendo agora e **relaxe**.
Aceite/Permita: Não rejeite nem tente mudar o que está acontecendo.
Investigue as sensações corporais, as emoções, os pensamentos: Pergunte: Hum, *o que está acontecendo em meu corpo agora?*
Note e anote o que acontece em sua experiência.

CAPÍTULO 19

Você só precisa de amor

Algum tempo atrás, conheci uma mulher de 30 anos que me foi encaminhada para tratar o transtorno compulsivo alimentar periódico (TCAP). Ela estava na categoria da obesidade mórbida, com índice de massa corporal (IMC) maior do que 40 (o normal é entre 18,5 e 25), e atendia a todos os critérios de TCAP: comia muito mais rápido do que o normal; comia até se sentir desconfortavelmente empanturrada; comia em grande quantidade quando não sentia fome; sentia-se enojada, deprimida ou culpada depois de comer.

Quando fiz a anamnese, ela explicou que a mãe havia começado a abusar emocionalmente dela quando tinha 8 anos. Em consequência desse trauma crônico, ela aprendeu, com o tempo, que conseguia "se entorpecer" das emoções desagradáveis comendo. Quando veio me consultar, ela comia pizzas grandes inteiras em 20 dos 30 dias do mês, geralmente várias vezes ao dia.

Vamos parar e mapear o que está acontecendo:

Gatilho: Emoção desagradável
Comportamento: Compulsão alimentar
Resultado: Breve alívio sob a forma de entorpecimento

Mas, para ela e muitos outros, assim que os maus sentimentos vão embora e o CPF volta a se ligar, vêm a culpa e a recriminação pelo comportamento indesejado, o que, em si, é um gatilho para mais emoções negativas; o CPF se desconecta outra vez e leva o cérebro das cavernas a se ligar e repetir o comportamento compulsivo. Pense nisso como um ciclo de hábito de "eco", provocado pelo ciclo de hábito original da compulsão.

Ela ficava presa no ciclo de hábito de eco porque o cérebro antigo funcionava como um cão que conhece apenas um truque: ele só sabe sobreviver, ainda que o cérebro pensante, o CPF, saiba que o comportamento é extremamente irracional. A força de vontade dela não podia fazer frente a isso. Conseguir mapear com ela o processo do ciclo de hábito foi um grande passo. Não havia nenhum médico "pregando" nem levando-a a se sentir mal pela falta de força de vontade (e, possivelmente, criando mais um gatilho). Ela conseguiu perceber uma de suas inseguranças mais profundas *e também* viu que eu entendia a origem disso. Essa empatia a ajudou a abrir a porta da confiança e galgar os degraus seguintes.

Trabalhei com ela em minha clínica durante alguns meses, ajudando-a a mapear esses ciclos de hábito, ver o que ganhava com eles e aprender práticas de atenção plena como um modo de sair deles. Mas a razão para eu citá-la aqui é o ciclo de hábito de eco:

Gatilho: Sentir-se culpada pela compulsão alimentar (emoção desagradável)
Comportamento: Compulsão alimentar (de novo)
Resultado: Breve alívio sob a forma de "reentorpecimento"

Quando ela começou a ver que esse ciclo de hábito não era útil, a compulsão passou a diminuir em intensidade, frequência e duração. O mais importante foi que, como parte do processo de cura, a paciente reconheceu outro ciclo de hábito, o de autojulgamento. Ela percebeu que, quase toda vez que se olhava no espelho, se julgava por ser gorda demais ou pouco atraente. Isso afetava outros aspectos de sua vida, como sair de casa e namorar. O ciclo de hábito de autojulgamento foi crescendo à medida que ela ficava mais isolada e deprimida. Embora comesse menos, seu eu como um todo não se curava.

O passo seguinte foi lhe apresentar uma prática de atenção plena chamada bondade amorosa.

BONDADE AMOROSA

A prática da bondade amorosa (também chamada de *metta*, no antigo idioma pali) nos ajuda a nos abrandar e a aceitar os outros e a nós mesmos como somos. Assim, podemos nos livrar do que aconteceu no passado e aprender com isso, para avançarmos no presente.

A bondade amorosa não é uma conversa interior positiva nem um tapinha nas costas quando estivermos tristes. Ao contrário, ela é uma capacidade que todos temos e que podemos aproveitar a qualquer momento (condição das MMO sustentáveis). Baseia-se nos bons votos genuínos que oferecemos a nós e aos outros. Como já escrevi, meu laboratório mostrou que a bondade amorosa pode até reduzir a atividade das partes do cérebro envolvidas no ciclo de hábito de autojulgamento, como o córtex cingulado posterior. Quando a praticamos, também aprendemos a ver com mais clareza quando fazemos o oposto, isto é, quando nos condenamos. E, quando nos damos conta de que o julgamento não é útil, tendemos a abandoná-lo, porque a bondade é mais agradável.

Conheça agora três partes da prática de bondade amorosa:

1. Uso de algumas frases bondosas e amorosas que nos ajudam a ficar centrados.
2. Ver a imagem do ser para quem você emana a bondade amorosa.
3. Reconhecer a sensação de bondade que surge no corpo quando você executa a prática.

Para começar, sente-se em uma posição confortável em um lugar tranquilo e deixe a mente descansar enquanto observa sua respiração. (Como lembrete, nada de dirigir!)

Agora – e em contraste com a bondade amorosa – traga à mente uma situação recente que o deixou estressado ou ansioso. Observe como você sente isso no corpo. O corpo se contrai ou se expande? Observe as sensações que surgem.

Agora, imagine um amigo querido entrando pela porta, alguém que você não vê há muito tempo. Como sente isso?

Observe as diferenças entre essa sensação e as sensações que surgiram quando você se lembrou da situação que o deixou ansioso. Qual é mais tensa ou contraída? Qual é mais aquecida, aberta ou até expandida?

Agora, traga à mente outra vez esse amigo querido ou talvez alguém que lhe serviu de exemplo na vida ou que tenha sido incondicionalmente amoroso, generoso ou sábio. Pode ser até um animal de estimação; os animais são muito bons em demonstrar amor incondicional.

Então pense nas qualidades amorosas e na bondade dessa pessoa (ou animal) para com você. Veja se surge alguma sensação em seu corpo. Calor, expansão, talvez no peito/coração?

(Se não perceber nada imediatamente, tudo bem; apenas continue atento ao seu corpo enquanto faz o exercício.)

Agora, escolha frases para desejar o bem a esse personagem. Seguem algumas sugestões (escolha as que realmente lhe soem verdadeiras, ou largue as frases de vez e simplesmente se apegue ao sentimento dentro do coração):

"Que você seja feliz" (inspire); "que você seja feliz" (respire isso por todo o corpo).

"Que tenha saúde" (inspire); "que tenha saúde" (respire isso por todo o corpo).

"Que se livre de todo o mal" (inspire); "que se livre de todo o mal" (respire isso por todo o corpo).

"Que você trate a si mesmo com bondade" (inspire); "que você trate a si mesmo com bondade" (respire isso por todo o corpo).

Repita essas frases em silêncio, no seu ritmo, durante cerca de um minuto. Use as frases e a sensação de amor incondicional no corpo como âncoras para se manter no momento presente. Se o sentimento parecer fraco ou forçado, relaxe e se concentre nas frases. Enquanto você volta a despertar essa capacidade natural, ela se fortalecerá com o tempo; não tente forçá-la.

Além disso, se sua mente devanear, observe aonde ela foi e volte a repetir as frases e a se ancorar na sensação de amor incondicional como se estivesse aí no seu peito.

Agora, pense em *você*. Traga à mente algumas de suas boas qualidades. Observe se há algum fechamento ou resistência a fazer isso. Sim, somos bons em nos julgar não merecedores. Apenas observe como é e veja se consegue deixar isso de lado por enquanto. Você sempre poderá voltar e se julgar depois, se quiser!

Diga a si mesmo as mesmas frases que disse ao seu personagem:

"Que eu seja feliz" (inspire); "que eu seja feliz" (respire isso por todo o corpo).

"Que tenha saúde" (inspire); "que tenha saúde" (respire isso por todo o corpo).

"Que eu me livre de todo o mal" (inspire); "que eu me livre de todo o mal" (respire isso por todo o corpo).

"Que eu trate a mim mesmo com bondade" (inspire); "que eu trate a mim mesmo com bondade" (respire isso por todo o corpo).

Como antes, repita essas frases em silêncio no seu ritmo. Use essas frases, bem como a sensação de amor quente, expansivo e incondicional no corpo, como âncoras para se manter no momento presente. Quando a mente divagar, veja aonde ela foi e volte a repetir as frases e a observar qualquer sensação de calor ou expansão no peito. Se notar resistência, aperto ou outras sensações corporais, fique curioso: Hum, *aperto, interessante!* Simplesmente as observe e volte a repetir as frases.

Agora, encerre essa prática guiada.

Você pode estender esse exercício àqueles que ama, a todos que conhece e até às pessoas difíceis de sua vida. Por fim, você talvez descubra que a prática de afastar a tensão e abraçar as qualidades calorosas e expansivas abrirá seu coração para a bondade.

A BONDADE AMOROSA NEM SEMPRE É UM PASSEIO NO PARQUE

No começo, praticar a bondade amorosa pode ser difícil.

Resisti muito a praticá-la quando aprendi sobre ela porque me parecia piegas demais; meu "namastômetro" disparou. Precisei de anos de prática para ver como é útil e valiosa.

Na época em que comecei a residência, eu já meditava havia uns 10 anos, com alguns poucos anos de experiência em bondade amorosa. Eu começava a notar um calor no peito, um afrouxamento de algum tipo de contração física quando treinava. Não o tempo todo, mas às vezes. Naquele tempo, eu morava a poucos quilômetros do hospital e ia trabalhar de bicicleta. Nesse trajeto, sentia claramente uma contração quando alguém buzinava ou gritava para mim. Notei que estava entrando num estranho ciclo de hábito:

Gatilho: Buzinarem
Comportamento: Gritar, fazer o gesto universal de desprazer ou passar de propósito na frente do carro
Resultado: Sentir-me superior

O problema era que eu levava aquela superioridade contraída para o hospital.

Quando percebi que não entregava exatamente alegria aos pacientes, comecei a testar o que aconteceria com minha contração (e atitude) se, em vez de gritar com os carros, eu usasse a buzina como gatilho para praticar a bondade amorosa. Primeiro, uma frase para mim, "Que eu seja feliz", depois outra para o motorista, "Que você seja feliz". Isso ajudou a romper o ciclo de hábito de me sentir superior e o sentimento contraído que vinha junto.

Gatilho: Buzinarem
Comportamento: Dose dupla de bondade amorosa: uma frase para mim, outra para o motorista
Resultado: Sentir-me mais leve e aberto

Logo notei que chegava ao trabalho num estado muito mais leve. A contração havia sumido. Então percebi: eu não precisava esperar que alguém buzinasse para desejar o bem aos outros. Podia fazer isso com todos que encontrasse. Experimentei e passei a chegar alegre ao trabalho quase todo dia. Ver a diferença do resultado daqueles dois ciclos de hábito – a contração fechada do primeiro, a expansão alegre e aberta do segundo – me ajudou a perceber que a bondade amorosa era mais compensadora. Não parecia mais uma luta.

Assim como aconteceu comigo, talvez você descubra que no começo é difícil praticar a bondade amorosa. Você pode julgar a prática, julgar a si mesmo ou ter medo de fracassar. Se esse for o seu caso, vou parafrasear um verso da música "Anthem", de Leonard Cohen: não se preocupe em ser perfeito. Aquela rachadura que todos temos e achamos que é uma falha ou fraqueza, na verdade, é nossa força.

SOLUÇÃO

No caso de minha paciente com compulsão alimentar, eu lhe apresentei a bondade amorosa como a MMO que poderia ajudá-la a sair da espiral de isolamento e depressão. Foi preciso um pouco de prática, mas dali a pouco ela começou a usá-la como seu recurso preferido quando tinha um gatilho e tentava se julgar. Na maior parte das vezes, ela conseguia sair da ruminação depressiva, até que, afinal, parou quase por completo de comer por compulsão, a ponto de eu lhe dar alta da clínica porque ela não precisava mais de minha ajuda.

Uns quatro meses depois, ela voltou ao consultório para uma visita de retorno só para se assegurar de que tudo ia bem. Tinha perdido quase 20 quilos, mas o mais importante foi o que me disse: "Estou grata por essa abordagem, porque sinto que recuperei minha vida. Consigo comer uma fatia de pizza só e realmente apreciá-la."

Observe que ela não teve que recorrer à evasão nem a qualquer outra estratégia para romper seu(s) ciclo(s) de hábito. E o que ela descrevia não era um milagre; era simplesmente a junção das três marchas aplicada à vida real. Ela conseguiu mapear os ciclos de hábito (primeira marcha), ver que enfiar o dedo no próprio olho doía (segunda marcha) e usar a MMO da bondade amorosa (terceira marcha) para sair deles e adotar algo belo: ela mesma.

Assim, dê à bondade amorosa uma oportunidade em sua vida. Comece a explorar de que modo a curiosidade e a bondade podem ajudá-lo de um jeito que beneficia você e os outros. Elas podem mostrar uma maneira melhor de resolver problemas e interagir com o mundo. Você pode treinar formalmente, sentado numa cadeira ou almofada de meditação, ou ao se deitar para dormir. Pode treinar enquanto caminha pela rua, oferecendo essas frases a si mesmo e a quem passar por você. Quanto mais praticar em vez de se julgar ou se castigar, mais você terá o hábito de se abrir, de estar presente, de se permitir ser humano e mais aproveitará as recompensas naturais disponíveis dentro de você: afeto, expansão, paz ou o que descrever sua experiência.

CAPÍTULO 20

O ciclo de hábito do porquê

Amy (nome fictício) é uma paciente minha. Tem 30 e muitos anos, um casamento feliz e três filhos adolescentes. É bastante ocupada e faz o mesmo malabarismo aparentemente impossível que tantas mulheres praticam: ser a principal cuidadora dos filhos (e do marido) e ainda trabalhar fora. Muitas têm condições piores do que ela – minha mãe (que é minha heroína) criou quatro filhos sozinha fazendo Faculdade de Direito à noite –, mas Amy me procurou com uma ansiedade bem grave por tentar equilibrar tudo isso.

No fim da primeira consulta, eu a mandei para casa com a instrução de começar a mapear seus ciclos de hábito. É bom que meus pacientes levem um dever de casa. Quando mapeiam os ciclos de hábito no contexto da vida real, não no ambiente terapêutico, além de terem uma ideia melhor do que está acontecendo, eles progridem mais rapidamente no tratamento. Na consulta seguinte, podemos ir direto aos próprios ciclos de hábito em vez de ocuparmos o tempo precioso da consulta recapitulando o que aconteceu na semana ou no mês anterior.

Numa consulta recente, Amy chegou meio agitada. Ela não perdeu tempo; assim que se sentou, começou a falar. Descreveu de que modo cada coisinha a empurrava para uma ansiedade incapacitante. Suas responsabilidades eram muitas – em si, isso não é grande coisa –, mas ultimamente tudo parecia imenso, a ponto de ela explodir com os filhos e o marido sem motivo (não que haja alguma justificativa para explodir com as pessoas que amamos). Ela também contou que, embora gostasse do emprego e não fosse estressante, o simples fato de pensar em ir para o trabalho a deixava ansiosa. Com a ansiedade crescente, sua lista de afazeres estava ficando imensa, porque, em vez de riscar as tarefas cumpridas, ela se preocupava olhando a lista, sentia-se exausta de tanto estresse e acabava cochilando durante boa parte do dia – só para acordar e repetir o processo todo. Ela não usava sua energia de um jeito produtivo. A ansiedade a sugava por inteiro; ela explodia ao menor gatilho.

Naquela sessão, Amy fez um comentário que me deu uma boa pista de onde ela se atolava: "Sinto a ansiedade chegar e fico me perguntando por que estou ansiosa", disse ela.

Amy disse que a ansiedade surgia ao acaso, sem um motivo específico que a desencadeasse. Além disso, o marido e os amigos bem-intencionados indagavam o que havia de errado e diziam: "Você não está indo ao psiquiatra?"

– Eles estão querendo saber por que você ainda não foi "consertada"? – perguntei.

– ISSO! – Amy continuou: – Se eu conseguisse descobrir por quê...

Amy caíra numa armadilha mental, como acontece com muitas pessoas. Achava que, se descobrisse por que estava ansiosa, essa descoberta "consertaria" a ansiedade num passe de mágica. Isso funciona bem quando se trata de carros e lava-louça, mas nossa mente não pode ser consertada como um eletrodoméstico.

Esta é a armadilha. Ficamos presos nessa mentalidade de que os psiquiatras são como mecânicos: vamos até eles para que consertem nossa ansiedade. Na maior parte dos casos, esse "conserto" consiste em tentar descobrir o que causou o problema. E, quando tivermos consciência da causa, estaremos curados.

Os gatilhos resultam de aprendermos um comportamento que depois associamos a um estímulo. Esse gatilho pode ser qualquer coisa. Ver, sentir ou até pensar pode provocar uma reação habitual que põe em movimento um ciclo de hábito. Naturalmente, pensamos que, se identificarmos esses gatilhos, conseguiremos evitá-los no futuro ou, melhor ainda, consertá-los. Assim, ficamos presos à tentativa de consertar o passado. Mas não podemos mudá-lo, apenas aprender com ele e mudar nossos comportamentos habituais no presente, o que estabelece novos ciclos de hábito para avançarmos.

Amy caiu no abismo do *porquê*. Tentava desesperadamente descobrir por que estava ansiosa, imaginando que, quando encontrasse a resposta, conseguiria fazer com que a ansiedade sumisse. Ironicamente, nesse processo, ela ficava cada vez mais envolvida com o ciclo de hábito do porquê:

Gatilho: Ansiedade
Comportamento: Tentar descobrir por que está ansiosa (sem sucesso)
Resultado: Ficar mais ansiosa

Nos 10 primeiros minutos dessa consulta, ela já havia se prendido três vezes ao ciclo de hábito do porquê, só no ato de tentar me descrever *contra o que* lutava. (Nada como demonstrar o problema diante do médico para ele ter uma imagem claríssima do que está acontecendo!)

Depois da terceira vez, perguntei:

– Como se sente quando não consegue descobrir o porquê?

– Fico pior – disse Amy.

Embora ela conseguisse identificar nitidamente o gatilho, esse não era o problema. O problema, na verdade, era o próprio ato de perguntar por quê. A primeira coisa que fiz foi pedir que ela respirasse fundo e se acalmasse. Depois, mapeamos juntos aquele ciclo de hábito do porquê. Só isso já a deixou visivelmente menos ansiosa, porque naquele momento ela conseguiu ver que alimentava sua ansiedade. Então me inclinei para a frente e sugeri algo radical. Perguntei:

– E se o *porquê* não fizer diferença?

– O quê? – retrucou ela, confusa.

Não importa *o que* provoca a preocupação ou a ansiedade, importa *como* você reage. Quando se envolve no ciclo de hábito do porquê, Amy só joga mais gasolina no fogo e piora a situação. Se conseguir aprender a sair do ciclo, além de apagar o fogo da ansiedade, ela poderá aprender a evitar o início de outro incêndio no futuro. No treinamento em atenção plena, a distinção por que/o que é fundamental. Em vez de se envolver no porquê, os ansiosos aprendem a se concentrar no que está acontecendo naquele momento. Que pensamentos têm? Que emoções sentem? Que sensações surgem no corpo?

Passei um dever de casa a Amy.

– Sempre que notar o ciclo de hábito do porquê se formando, respire fundo três vezes. Inspire profundamente e, ao soltar o ar, diga a si mesma: *O porquê não faz diferença.*

O objetivo disso era ajudá-la a notar quando a ansiedade chegava, concentrar-se no que estava acontecendo naquele momento e não se envolver no ciclo de hábito do porquê. Treinamos juntos o exercício de respiração para garantir que ela conseguiria fazer e, com uma ferramenta simples e concreta para ajudá-la a sair desse ciclo, Amy foi para casa treinar.

Todos nos envolvemos no modo mecânico de tempos em tempos, pensando que o cérebro é como um carro. É claro que, quando há algum problema fisiológico (como um tumor cerebral), a medicina ocidental é fantástica para consertar. Mas tentar consertar algo do passado que estabeleceu um ciclo de hábito nunca vai dar certo, porque passado é passado. É aí que entra a frase sobre o perdão que mencionei no Capítulo 14: "Perdoar é desistir da esperança de um passado melhor." Se adotarmos a abordagem de evitar gatilhos, além de ser quase impossível (embora isso não impeça meus pacientes de tentar!), ela não chega à raiz do problema. Temos que aprender a renunciar ao passado e nos concentrar no presente, pois só podemos trabalhar com o que está aqui *agora*: ciclos de hábito que praticamos no momento presente. Toda vez que nos envolvemos com um ciclo de hábito do porquê, nos queimamos e, ao mesmo tempo, colocamos mais lenha na fogueira.

Veja se você tem um ciclo de hábito do porquê e observe como é ser queimado. Depois, concentre-se no quê (não no porquê) e veja o que acontece quando você o mapeia e sai do ciclo usando algo simples como o exercício de respiração que ensinei a Amy (lembre-se de que *o porquê não faz diferença*). E observe as consequências.

SEUS OLHOS SÃO A JANELA DA ALMA
(OU, PELO MENOS, DAS EMOÇÕES)

Já se perguntou por que muitos jogadores profissionais de pôquer usam óculos escuros nos torneios? É para que seus olhos não revelem seus planos. A pior coisa que um jogador de pôquer pode fazer é ter um tique – uma mudança de comportamento ou postura que seja uma pista das cartas que tem na mão.

É dificílimo interromper ou mascarar as expressões e os movimentos involuntários dos olhos, daí os óculos escuros.

Os olhos podem mesmo ser uma janela que expõe seu estado emocional atual. Se entender como eles se conectam às suas emoções, você poderá aplicar uma prática simples que o ajudará a trabalhar a ansiedade, o medo, a frustração e outros estados emocionais. Ao mesmo tempo, essa prática permite construir o hábito da curiosidade em si. Pronto para explorar isso um pouquinho? Vamos lá.

Comecemos com um pouco de ciência. Quando ficamos com medo, nossos olhos instintivamente se arregalam. No século XIX, Charles Darwin teorizou que, diante da incerteza, isso ocorre para que possamos receber uma quantidade maior de informações sensoriais e identificar perigos. Combinados a outras expressões faciais de medo, os olhos arregalados também funcionam como um sinal social que informa aos outros sobre nosso temor. O contraste entre a esclerótica (revestimento branco do globo ocular) e as demais partes do olho torna isso muito acentuado em seres humanos. Alguém pode olhar seu rosto e ler rapidamente: *Ei, pode haver perigo por aí*, sem que você diga uma palavra sequer.

Na verdade, esse movimento involuntário dos olhos pode aumentar o processamento cognitivo de eventos ambientais tanto em quem arregala os olhos quanto em quem vê isso acontecer. Um experimento feito em 2013 pelos psicólogos Daniel Lee, Joshua Susskind e Adam Anderson provou essa teoria. Primeiro eles pediram aos participantes que posassem como se estivessem com medo, depois com uma expressão facial neutra e por fim com cara de nojo. Os pesquisadores constataram que posar como se estivessem com medo, especificamente, aumentou a capacidade de os participantes realizarem com exatidão uma tarefa cognitiva perceptiva, enquanto posar como se sentissem nojo (o que estreita os olhos) atrapalhava a capacidade de cumprir a mesma tarefa.

Num segundo experimento, os pesquisadores se concentraram em ver se as reações de medo nos olhos traziam ou não benefícios cognitivos aos espectadores. Efetivamente, bastou olhar fotos que mostravam olhos arregalados (isto é, com mais esclerótica aparecendo) para ter melhor desempenho numa tarefa cognitiva.

Não arregalamos os olhos só por medo; isso acontece também com outros tipos de coleta de informações. Quando estamos muito interessados em aprender alguma coisa, nossos olhos tendem a se arregalar. Numa etapa interessante do estudo, os pesquisadores viraram as imagens de olhos arregalados de cabeça para baixo, de modo que os participantes não podiam ler a expressão como sendo de medo; só viam que os olhos estavam arregalados. Assim eles descobriram que não era o medo que promovia a melhora do processamento perceptivo: a razão entre íris e esclerótica (isto é, olhos arregalados = mostrar mais o branco dos olhos) explicava a melhora associada ao desempenho na tarefa, não a emoção percebida (o medo) na expressão dos olhos.

O palpite de Darwin, agora embasado na pesquisa, tem consequências importantes para a aprendizagem em geral e pode oferecer dicas e truques cerebrais específicos para ajudar na mudança de hábito.

Vamos começar pela aprendizagem associativa, que nos ensina a ligar sensações e posições corporais às emoções. Do ponto de vista da sobrevivência, quando corre perigo, você instintivamente encolhe o corpo e usa os braços e as pernas para proteger a cabeça e os órgãos vitais.

Quando ligamos várias vezes uma postura corporal ou uma expressão facial à mesma emoção, elas acabam se tornando inseparáveis. Em outras palavras, é difícil ter uma sem a outra. Por exemplo, se tensionar os ombros e os erguer na direção das orelhas, talvez você sinta que isso o deixa um pouco estressado, porque muitas vezes tensionamos os ombros na direção das orelhas quando estamos sob estresse. (Quando estamos felizes, tendemos a uma postura mais relaxada.) Esse processo se chama *formação da memória somática*, porque estamos construindo lembranças que associam sensações corporais (*soma*, ou seja, corpo) a pensamentos e emoções.

Você pode até brincar com isso. Veja se está guardando nos ombros alguma tensão de hoje ou da semana passada (ou do ano passado!). Agora, inspire fundo, prenda o ar por três segundos e, quando soltar, relaxe os ombros. Você se sente mais estressado ou mais relaxado?

Com os olhos é a mesma coisa. Aprendemos a associar a abertura literal dos olhos com a absorção de informações novas. Quando arregala os olhos por medo ou assombro, você indica ao cérebro que está em boas condições para absorver novas informações. Se aperta os olhos por nojo ou raiva, você indica ao cérebro que não está aberto à aprendizagem naquele momento; está preparado para agir.

Vamos brincar com isso.

Arregale bem os olhos e pense em algo que lhe provoque nojo, frustração ou raiva. Tente mantê-los bem arregalados e veja até que ponto consegue sentir nojo, frustração ou raiva. "Ah, estou com muito nojo!" ou "Ah, estou com muita raiva!". Deu certo? Não muito, aposto. Assim como acontece com o nojo, quando estamos com raiva, não pensamos *Hum, o que aconteceu? Eu deveria mesmo estar com raiva? Vou procurar mais informações...* O cérebro não está no "modo coleta de informações"; em vez disso, está disposto a agir contra o que provocou a raiva, e nossos olhos se estreitam. A expressão de raiva com os olhos apertados está tão entranhada que, quando você arregala os olhos e tenta sentir raiva, o cérebro *não tem registro*, porque há uma discrepância entre a expressão facial e a emoção. É dificílimo sentir raiva com os olhos arregalados.

Agora, vamos fazer outro exercício. Estreite os olhos o máximo que puder e tente ficar muito curioso. Novamente, sem chance: seu cérebro está acostumado a ligar olhos arregalados a curiosidade e assombro. Lembre-se: na curiosidade, você está no "modo coleta de informações". Outra discrepância; o cérebro diz: *Ei, espere aí. Se você estivesse curioso, seus olhos estariam abertos. Tem certeza de que está curioso?*

Os olhos são grandes informantes de estados emocionais em geral. Ligamos por tanto tempo as expressões dos olhos às emoções que elas estão de fato muito bem acopladas. Sabendo disso, podemos alterar esse simples sistema para nos ajudar a passar da frustração e da ansiedade à curiosidade. Veja o que fazer:

Na próxima vez que se sentir frustrado ou ansioso, experimente o seguinte:

1. Pare e dê um nome à emoção (como em "Ah, é a emoção X!").
2. Observe se seus olhos estão apertados ou arregalados.
3. Abra bem os olhos (e talvez acrescente um *hum*) para provocar a curiosidade. Mantenha-os arregalados durante 10 segundos e observe o que acontece com a ansiedade (ou com a emoção que você acabou de identificar). Ela fica mais forte ou mais fraca? Ela se altera de algum modo?

Depois de pegar o jeito, veja com que frequência você consegue repetir o exercício durante o dia. Sempre que surgir uma emoção difícil, observe se esse exercício o ajuda a se inclinar para a emoção e aprender com ela (e sobre si mesmo), trabalhando ao mesmo tempo para solidificar o hábito de ficar curioso.

CAPÍTULO 21

Até os médicos têm ataques de pânico

Até aqui, nossa caixa de ferramentas da atenção plena contém várias que podemos usar para hackear o cérebro e passar da primeira e da segunda marcha para a terceira. A curiosidade é a base; a bondade amorosa nos ajuda a sair dos ciclos de hábito de autojulgamento; o RAIN nos ajuda a surfar o desejo de lanchinhos no meio da noite.

Que tal uma ferramenta que você pode usar em períodos curtos a qualquer momento do dia?

Costumamos falar da prática da atenção plena como um modo de aprender a *responder* em vez de *reagir*. A vontade de fazer algo depressa costuma ser uma reação a alguma coisa desagradável. Se não estiver prestando atenção, você reage de forma habitual para afastar esse sentimento desagradável. É como dirigir no piloto automático ou, como disse alguém em nosso programa, "dirigir com os olhos fechados". Você não sabe aonde vai, mas pode apostar que não está na direção certa.

Se prestar atenção e levar uma consciência curiosa de aceitação aos sentimentos desagradáveis, seus olhos se abrirão e você encontrará espaço para responder em vez de reagir. A prática de RAIN o ajuda a abrir esse espaço porque você não se envolve na reatividade habitual.

Uma das integrantes de nossa comunidade disse que se sentia "um ser humano *fazendo* em vez de um ser humano *sendo*". Ela explicou que fazia, fazia, fazia para tentar se sentir melhor, mas que se perdera no processo de fazer e parara de ser.

Com um pouco de espaço, você também pode *ser* em vez de *fazer*. Se mapear suas reações a emoções desagradáveis, como medo e ansiedade (primeira marcha), e explorar quais são os resultados quando reage por hábito, isto é, se preocupa, evita, procrastina, etc. (segunda marcha), você terá velocidade para engatar a terceira marcha e começar a criar espaço para um comportamento diferente, como ficar curioso ou praticar RAIN. Na verdade, talvez você só precise da curiosidade para subir na prancha e surfar.

Ficar curioso ajuda a hackear o sistema de aprendizagem baseada em recompensas, a substituir as reações habituais por consciência e a alterar a recompensa de "contraído, sentindo-se um pouco melhor" para "curiosidade expandida, sentir-se muito bem". Como a curiosidade é mais agradável do que a ansiedade (afinal de contas, ela é a MMO, a maior e melhor oferta), refletir sobre como é ficar curioso (em comparação com ansioso) vai reforçá-la naturalmente como novo comportamento. Melhor ainda, você não se entedia ficando curioso. Como disse a escritora estadunidense Ellen Parr: "A curiosidade é a cura do tédio. Não há cura para a curiosidade."

Vamos parar por um momento e ver como é brincar com a prática de RAIN. Concentre-se em sua atitude mental. Já se sentiu tentando (no sentido de se *forçando*) surfar os desejos? Por exemplo: "Estou praticando RAIN, então por que esse desejo não vai embora?"

Esse é um exemplo de se forçar a passar da primeira à terceira marcha depressa demais. Lembre-se: você não pode parar para pensar em mudar de hábito, senão já teria conseguido. Assim como se forçar a relaxar, forçar um desejo ou outro sentimento negativo a ir embora com RAIN só põe lenha na fogueira. Você corre o risco de se envolver em outro ciclo: *Se praticar RAIN, me sentirei melhor!* Então o estresse o leva a *forçar* RAIN:

Gatilho: Sentimento ou desejo desagradável

Comportamento: Praticar RAIN
Resultado: Frustração porque RAIN não fez o sentimento sumir

Não se pode forçar a aceitação, assim como não se pode forçar a curiosidade. É por isso que passamos tanto tempo reforçando a curiosidade antes de engatar a terceira marcha. Sempre que a situação ficar forçada ou que praticar RAIN parecer mais uma coisa que você tem que fazer, ative a curiosidade bem nesse momento e observe como sente a contração ou a forçação. E, se for sugado por algum padrão de reatividade ou se seus pensamentos fugirem do seu controle, volte à segunda marcha e pergunte-se: *O que eu ganho com isso?*

A TERCEIRA MARCHA NÃO É MELHOR

Não esqueça: *a terceira marcha não é melhor do que a segunda ou a primeira.* Você precisa das três para dirigir. Algumas vezes, ao subir um morro, você só usará a primeira. Tudo bem. Outras vezes, a estrada será mais plana ou terá menos curvas, e você poderá dirigir na segunda ou na terceira marcha. Todas as marchas o levam a avançar. Isso é muito importante. *Não importa a marcha usada, você está avançando.*

Observe a si mesmo de vez em quando para ver se está se castigando por nem sempre dirigir na segunda e na terceira marchas. Talvez diga a si mesmo: *Eu já deveria estar na terceira marcha* ou *Eu já deveria ter me livrado desse mau hábito.* Mas talvez, por si só, esse seja um ciclo de hábito. Talvez você devesse parar com os eu *deveria* e MAPEAR ISSO AÍ.

PRÁTICA DE NOTAR E ANOTAR

Tentemos outro exercício.

Vamos nos concentrar no N da prática de RAIN. Como você já sabe, notar e anotar é importante e o ajuda a sair do piloto automático. Mas você sabia que pode praticar mesmo quando não está prestes a ser engolido inteiro pela baleia do ciclo de hábito? Isso contribui para fortalecer sua habilidade de ficar mais presente na experiência de vida a cada momento.

Comece com os cinco sentidos: visão, audição, tato, olfato e paladar. Agora, acrescente dois: sensações físicas do corpo e pensamento. Note qual predomina a cada momento.

Se estiver andando pela rua e um movimento atrair seus olhos, você pode anotar "visão". No momento seguinte, pode ouvir um passarinho e anotar "audição". Se um pensamento surgir – *Ah, é um passarinho cantando* –, você pode anotar "pensamento", porque é o que predomina em sua experiência nesse momento. Bem simples.

Talvez o canto do pássaro o deixe feliz, então você pode anotar "sentimento", porque o sentimento de felicidade predomina. Cada vez que anotar sua experiência, você vai se manter no momento presente em vez de se perder em pensamentos ou entrar no piloto automático.

Quando está no piloto automático, é fácil você ficar à deriva na vida. Por exemplo, aquele passarinho que você ouviu cantar pode levá-lo a pensar: *Ah, aquele passarinho está cantando... Que lindo... Que tipo de passarinho será? Uma mariquita? Acho que vi um documentário sobre mariquitas na televisão, falando da destruição de hábitat natural delas... Não acredito que as pessoas não cuidam mais do meio ambiente... Meu vizinho nem recicla nada. É um imbecil.* E assim por diante.

Em um momento você escuta alegremente o canto de um pássaro e, no seguinte, se zanga com o vizinho. Como isso aconteceu? Piloto automático. A mente não treinada vai vaguear na direção que quiser, geralmente arranjando encrencas pelo caminho.

A prática de notar e anotar treina os músculos da atenção plena. Ajuda a evitar que você coloque mais lenha na fogueira, seja por raiva, medo ou outra emoção prejudicial. Quando a mente começar a disparar, anote "pensamento, sentimento ou até medo". O bom uso de notar e anotar (e de outras práticas da terceira marcha) vai refazer o circuito do cérebro para transformar velhos hábitos em novos.

Portanto, reserve 30 segundos agora. Comece a prestar atenção e anote o que predomina em sua experiência: ver, ouvir, pensar, sentir, cheirar ou provar.

Depois, observe a diferença entre fazer isso e se perder em pensamentos ou ser arrastado por uma emoção. Essa é a diferença entre ver uma fogueira arder até as cinzas e deixá-la aumentar e se espalhar.

Uma pessoa de nosso programa explicou da seguinte maneira seu ciclo de hábito de comer por estresse:

> *No passado, eu ficava tão ansiosa que fazia o impossível para arranjar comida e acalmar a tempestade do aperto no peito e na garganta, mesmo que isso exigisse me atrasar para alguma coisa. Era ruim assim [...] E notar quando esses sentimentos aparecem é empoderador. Consigo ver e pensar "Ei, isso não é fome, é estresse" e então decidir o que fazer a partir daí.*

Consegue ver que basta notar para ter aquela pequena pausa da atenção plena, aquele espaço que lhe permite ver o que realmente acontece? Isso impede que você seja sugado por uma emoção ou pelo desejo de fazer alguma coisa para a emoção ir embora.

A prática de notar e anotar é relativamente simples. Como a prancha de surfe que o mantém flutuando no oceano, ela o ajuda a ficar no momento presente em vez de levar um caldo de uma forte onda de emoção e se afogar. Se já estiver plenamente presente no momento, não haverá necessidade de anotar, porque você já está lá.

No começo, o treino parece trabalhoso, mas não se preocupe com isso. Fica mais fácil conforme você pratica. Faça *por períodos curtos, muitas vezes ao dia*. Está em itálico para você se lembrar; isso é importante para formar um novo hábito. Essa prática ajuda a abrir uma nova via no cérebro que fará você anotar o novo hábito. Fique de olho no ciclo de hábito de *Tenho de ser perfeito* ou *É difícil demais, devo estar fazendo algo errado. Sou um fracasso. É melhor desistir e olhar as mídias sociais ou tomar um sorvete* e anote isso como "pensamento".

À medida que constrói os músculos da atenção plena usando a prática de RAIN, anotando e fazendo outros exercícios, você começa a identificar seus ciclos de hábito com mais clareza. Com o tempo, eles tendem a desaparecer – por conta própria, sem que você tenha que expulsá-los.

Experimente notar e anotar hoje, não só quando usar RAIN, mas quando andar pela rua, sentar-se no sofá ou até dirigir. Lembre-se: são momentos curtos, várias vezes ao dia, que trabalham para estabelecer e consolidar um hábito novo.

ATÉ OS MÉDICOS TÊM ATAQUES DE PÂNICO

Quando eu estava na Faculdade de Medicina, havia um código tácito de que os alunos tinham que ser rijos, quase super-humanos. Isso significava nunca ficar cansado nem com fome; não podíamos nem admitir que precisávamos ir ao banheiro. Essa abordagem se chamava "vestir a armadura". Assim, nunca nos ensinaram a lidar com o estresse ou a ansiedade.

Eu era muito bom em suprimir o estresse. Não surpreende, portanto, que mais tarde, na residência, eu começasse a acordar no meio da noite com ataques de pânico plenamente desenvolvidos. Meu coração disparava, eu ficava com visão em túnel, falta de ar e uma sensação de morte iminente.

Comecei a meditar durante a faculdade e já tinha uns 10 anos de prática quando esses ataques de pânico começaram. Na época, eu vinha praticando muito o notar e anotar. Por sorte, na primeira vez que acordei com um ataque, o treino valeu – já era um hábito nessa época – e anotei "aperto", "não consigo respirar", "visão em túnel", "coração disparado" e assim por diante. Quando o ataque de pânico passou, repassei minha lista de verificação mental de diagnóstico e pude perceber que, sim, eu havia tido um ataque de pânico pleno.

E aí vem a melhor parte. Não foi do tipo *Ah, não, tive um ataque de pânico*. Em vez disso, minha mente apenas anotou o que havia acontecido, sem acrescentar distorções nem comentários. E são justamente as distorções e os comentários que transformam os sintomas ou os ataques de pânico no transtorno do pânico: começamos a nos preocupar com a próxima vez que vamos nos preocupar; começamos a ficar ansiosos porque podemos ficar ansiosos.

Os ataques de pânico podem ter todos os sinais reveladores do pânico, inclusive o coração disparado ou batendo com força, suor, tremores, falta de ar ou sensação de desmaio, com medo intenso de morrer. Mas, para alguém receber o diagnóstico de transtorno do pânico, os ataques "têm que estar associados a mais de um mês de preocupação subsequente e persistente sobre (1) ter outro ataque ou consequências do ataque ou (2) mudanças comportamentais mal-adaptativas e significativas ligadas ao ataque". Essa é uma distinção importantíssima que não percebi quando era residente e tinha meus ataques de pânico. Estes eram apenas ataques de pânico (o que não tornava aqueles momentos menos horríveis). Só quando começamos a nos preocupar com o surgimento de outro ataque é que isso se torna um problema e afeta o modo como vivemos. Dave me procurou porque estava com tanto medo de ter um ataque de pânico enquanto dirigia que havia reduzido de modo significativo o número de vezes que saía de carro: não guiava em estradas e mal saía de casa para ir ao supermercado. Ele formou ciclos de hábito mal adaptativos para evitar os gatilhos do pânico:

Gatilho: Dirigir (principalmente na estrada)
Comportamento: Evitar dirigir
Resultado: Nenhum ataque de pânico

Não se esqueça de que nosso cérebro é preparado para sobreviver. Ele tenta ao máximo nos ajudar a evitar perigos, e os ataques de pânico parecem mesmo um perigo. Um dos sintomas mais extremos de que me lembro foi sentir que estava sufocando e ia morrer. O cérebro de Dave era como o cão de um truque só: se X provoca um ataque de pânico, evite fazer X.

Felizmente, Dave aprendeu que seu cérebro era muito mais adaptável. Por entender como o cérebro aprende, conseguiu lhe ensinar novos truques. Uma das descobertas fundamentais de Dave foi esta: preocupar-se com futuros ataques de pânico não passava de uma história que contava a si mesmo. Não era realidade. Era apenas uma história.

A história de medo ou preocupação que contamos a nós mesmos pode assumir vida própria. Toda vez que a recontamos – *Ah, não! Posso ter um ataque de pânico se dirigir* –, ela se materializa e se solidifica no cérebro, a ponto de acreditarmos que é verdadeira. Além de acreditarmos nos pensamentos, também aprendemos a associá-los a determinadas emoções, a ponto de um pensamento (*Terei um acesso de pânico?*) provocar determinada emoção (medo, preocupação, etc.). Lembra-se da formação da memória somática que já mencionei? Ela também se aplica aqui.

Neste livro, já falei de uma pessoa que se identificou tanto com o ciclo de hábito de ficar ansiosa que o descreveu como "gravado nos ossos". Podemos nos identificar com mais do que apenas ciclos de hábito; podemos até nos envolver tanto em nossos próprios pensamentos, emoções e histórias que nem enxergamos mais a realidade. Enrolados como uma mola, temos ataques de fúria ou nos dissolvemos num mar de lágrimas, provocados por um colega de trabalho ou por um membro da família que nos cutucou no ombro ou fez algo completamente inofensivo.

Na Faculdade de Medicina e durante a residência, a atenção plena me ensinou que eu não era meus pensamentos; eu não era minhas emoções; eu não era minhas sensações corporais. Eu não tinha que me identificar com nada disso. Nossa tendência habitual é rechaçar tudo o que é desagradável. Quando tive ataques de pânico, por anotar as sensações, emoções e os pensamentos, consegui observar que vinham e iam embora sozinhos em vez de afugentá-los. Isso me ajudou a não inventar uma história de desgraça e preocupação e me permitiu terminar os episódios sem floreá-los ou distorcê-los. Assim, evitei forçar as coisas e transformá-las em algo maior do que realmente eram. Isso também me ajudou a não formar lembranças somáticas associativas entre experiências fisiológicas, como sentir o coração disparado, e pensar que eu estava prestes a ter um ataque de pânico. Sentir o coração bater mais depressa depois de subir correndo um lance de escada não precisa provocar pânico; pode ser um simples sinal de que meu coração está fazendo o que deve, bombeando mais sangue para os músculos.

Em razão da prática da atenção plena, consegui não ultrapassar o horizonte de eventos e não cair no buraco negro do transtorno do pânico. Saber como minha mente funciona me ajudou a lidar com aquilo. Não me identifiquei com o pânico nem desenvolvi o ciclo de hábito de me preocupar com a possibilidade de ter outro ataque. Naquele ano, acabei sofrendo vários outros ataques de pânico, mas todos terminaram da mesma maneira. E, a cada novo episódio, minha curiosidade e minha confiança cresciam. Eu sabia que conseguia trabalhar minha mente.

Agora você deve estar pensando: *Ora, ele praticava a meditação da atenção plena havia 10 anos. Não consigo fazer isso!* E estou aqui para atestar que, seja qual for o hábito, não importa se velho, profundo ou enraizado, você vai conseguir. Os bons hábitos da atenção plena são construídos com momentos curtos de prática muitas vezes ao dia. Como Dave fez em poucos meses, todos podemos aprender a trabalhar nossa mente. A questão fundamental é estabelecer *bons* hábitos, como a curiosidade, para usar na hora certa.

ESTABELECER BONS HÁBITOS

Se você andou brincando com as práticas que sugeri neste livro, está descobrindo por si só, por experiência própria, algumas maiores e melhores ofertas, como a curiosidade e a gentileza. Você pode acrescentar a prática de RAIN à lista de práticas da terceira marcha porque, como relatei, sem dúvida, formar o hábito de notar e anotar é mais compensador do que ter um ataque de pânico e depois se preocupar tanto com ele que acabe desenvolvendo o transtorno do pânico.

Em todas essas práticas – e em qualquer prática da terceira marcha, aliás – é preciso ver e sentir com muita clareza como elas são compensadoras. Você pode reforçar isso engatando a segunda marcha depois de uma prática da terceira (ou até de um momento da terceira). Basta se perguntar *O que eu ganho com essa prática/momento da terceira marcha?* e sentir como é bom. Chamo isso de segunda marcha turbo, porque ela realmente aumenta a rotação para que você realize mais práticas da terceira marcha no futuro. O importante é que isso também reforça o valor de recompensa maior da prática no cérebro. Isso é essencial para quem tem o hábito de duvidar de si mesmo e sai rapidamente desses momentos compensadores. Quando o perigo não está batendo à porta, nossa vida caótica e agitada faz com que nos afastemos depressa do que é bom e não o registremos no cérebro. Na psicologia, nossa tendência de registrar e continuar ruminando os eventos e estímulos negativos mais do que os positivos se chama *viés de negatividade* (ou *assimetria positivo-negativa*). É por isso que o ferrão da reprimenda é sentido com mais força do que a alegria do elogio. Você também pode ver que a segunda marcha turbo ajuda a aplainar o campo de jogo. A atenção plena abre espaço para sentirmos o negativo e o positivo sem nos envolvermos com nenhum dos dois.

Espero que você já tenha descoberto que hábitos como ser bondoso e curioso são bons em si. Para ser claro, bondade e curiosidade não o arrastarão de repente até a academia mental para forçá-lo a se exercitar, como um sargento berrando no seu ouvido. Elas fazem sua mágica de um jeito diverso e o atraem naturalmente, porque são agradáveis. E, se ficou preso nos antigos hábitos de automotivação do sargento, tomara que você tenha verificado, por experiência própria, se a parte dos gritos internos *realmente* funciona (não, não funciona), para que possa abandoná-los também.

De um ponto de vista mais amplo, talvez você veja que as academias são boas para treinar, mas não se pode passar a vida inteira na academia. Sentar-se e dedicar algum tempo todo dia a práticas de meditação mais "formais", ou seja, reservar tempo e espaço para meditar (por exemplo, tomar consciência da respiração, notar e anotar) de forma ininterrupta pode ser útil – como ir à academia para treinar com pesos. O mais importante, conforme você constrói seus músculos mentais, é levar para a vida cotidiana ferramentas como a prática de RAIN. Finalmente, é possível fundir o formal e o informal quando você percebe que o mundo inteiro é sua academia mental. Assim como é possível ficar ativo o dia todo usando a escada em vez do elevador, você pode se "exercitar" a cada momento do dia exercendo a consciência e a curiosidade. Enquanto você usar as marchas para refinar a hierarquia de valores de recompensa do cérebro, os hábitos não compensadores (ser sedentário, comer besteiras, preocupar-se) continuarão descendo na hierarquia da lista e os compensadores (ser ativo, alimentar-se de forma saudável, ser curioso) continuarão subindo. Lembre-se: a melhor maneira de construir bons hábitos de atenção plena é praticar por momentos curtos, muitas vezes por dia.

Portanto, se precisar de motivação para ir à famosa academia durante mais do que uma semana depois de determinar sua resolução de Ano-Novo, em vez de se forçar, tente usar as ferramentas que apresentei neste livro. Consegue encontrar exercícios físicos e mentais que você realmente goste de praticar e prestar atenção nas recompensas para que se fixem no cérebro como uma MMO? Por exemplo, quando não está motivada para correr, minha esposa se lembra de como se sentiu bem depois da última corrida. Com muita frequência, essa lembrança a faz sorrir, e ela já sai pela porta correndo. Na hora do exercício mental, um jeito ótimo de se motivar para praticar a bondade é recordar um ato de gentileza e se lembrar de como foi bom (funciona muito bem comigo).

Consegue encontrar a doçura que advém de comer alimentos saudáveis, exercitar-se, ser voluntário ou seja lá qual for o hábito que você esteja tentando promover?

CAPÍTULO 22

Fé baseada em evidências

Você está se aproximando do fim do livro. Como vão as coisas? Assim como a locomotiva que descobriu que conseguia, você achou um bom mantra ou lembrete para dizer a si mesmo: "Mergulhe na atenção plena e comece a trabalhar com as marchas?" Seu gatilho do dia pode se tornar aquela campainha da atenção plena – *ding!* – que o leva a engatar a terceira marcha e ter um novo comportamento cuja recompensa é maior e melhor do que o velho hábito?

Se você for como muitos alunos e pacientes com quem trabalhei, deve estar se perguntando: *Serei capaz de fazer mudanças duradouras?* Honestamente, é apenas uma questão de incorporar a ideia e fazer o serviço. É como se preparar para uma prova: se não estudou tanto quanto gostaria ou deveria, não se preocupe; basta continuar estudando que você chega lá.

Essas habilidades mentais não são difíceis de aprender; só precisam de muito treino para se transformarem em novos hábitos. Treinar a mente exige prática. Você pratica mapear os ciclos de hábito; pratica olhar com cada vez mais atenção o resultado de seus comportamentos; pratica surfar aqueles desejos de fazer alguma coisa para aprender a conviver com os pensamentos e as emoções que surgirem. E, com toda essa prática, você aprende a calibrar seu sistema para reconhecer os sentimentos de contração ou constrição que surgem com as vontades, os desejos e as preocupações, assim como o contrário – a expansão que acompanha a gentileza e a curiosidade.

Você aprende a diferença entre as recompensas externas (precisar fazer alguma coisa para se sentir melhor) e as internas (sentir alívio ao ser gentil e curioso).

FÉ

Um dos elementos mais importantes para aprender uma nova habilidade é confiar, ter fé em si mesmo.

Há dois tipos básicos de fé. O primeiro é aquele salto que você dá sem ter feito nada, mas acreditando que vai dar certo porque já viu outros fazerem ou porque sua intuição diz que é o caminho a seguir. Em geral, esse salto de fé é o mais assustador, porque você navega em território desconhecido. Você pode ter dado esse salto na primeira vez que surfou completamente um desejo intenso usando a prática de RAIN.

O segundo tipo de fé se baseia no primeiro. Eu o chamo de fé baseada em evidências.

No campo da medicina, olhamos as evidências de que um tratamento funciona antes de afirmarmos que funciona. Se tiver que tomar um remédio para baixar a pressão arterial, você vai querer provas de que o medicamento realmente funciona. Os médicos pesquisadores (como eu) tentam oferecer essas provas. É daí que vem a expressão *medicina baseada em evidências.*

Meu laboratório realizou estudos clínicos para ver se daria certo ensinar a prática da atenção plena a quem queria parar de fumar, de comer demais ou de ficar ansioso. Embora primeiro fossem testados em indivíduos sob tratamento presencial e depois em estudos clínicos com a terapêutica digital (um aplicativo), nossos métodos usaram o mesmo tipo de treinamento que você está recebendo com este livro. Deu certo.

Em um estudo, constatamos que o treinamento em atenção plena foi *cinco vezes* melhor do que o principal tratamento da época para ajudar as pessoas a parar de fumar. E fumar é a dependência química mais difícil de curar – sim, mais difícil do que o vício em cocaína, álcool e heroína.*

Também mencionei os estudos que fizemos sobre a compulsão alimentar (por exemplo, a redução de 40% da ingestão de alimentos ligada ao desejo e à diminuição do valor de recompensa) e a ansiedade (por exemplo, a redução de 57% em médicos e de 63% em pessoas com transtorno de ansiedade generalizada). E não foi só o meu laboratório que encontrou evidências a favor da atenção plena. Foram publicados centenas de artigos científicos sobre a eficácia clínica e até a neurociência por trás da atenção plena.

Como já mencionei, meu laboratório examinou o cérebro dos participantes que meditavam e constatou que, com a prática, a meditação muda os padrões predefinidos de atividade cerebral. Outros pesquisadores verificaram que ela pode mudar até mesmo o tamanho do cérebro. A base de provas em favor do treinamento em atenção plena cresce a cada dia.

Mas não estou pedindo que confie em mim nem que tenha uma fé cega nesse treinamento só porque foi demonstrado que funciona nos outros. Quero que você obtenha provas *com sua própria experiência*. Quantas vezes você observou o suficiente para descobrir como sente a ansiedade em seu corpo? Quantas vezes conseguiu mapear seus gatilhos e comportamentos habituais? Quanto dirigiu nas três marchas?

Sempre que você domina uma vontade, surfa um desejo intenso com a prática de RAIN, sente o quentinho da bondade ou releva os padrões de pensamento destrutivo usando a prática de notar e anotar, você coleta dados e constrói sua própria base de evidências. Toda vez que toma consciência (em vez de ficar perdido), você vê o resultado em tempo real. Você vem coletando evidências o tempo todo para mostrar que essa prática realmente funciona com você.

---

* Isso se deve a alguns fatores. Quando se fuma um cigarro, a nicotina é absorvida e chega ao sangue muito depressa, o que eleva a dopamina no cérebro e torna a pessoa ainda mais viciada.

Pare um instante e reflita sobre todas as evidências que já coletou no decorrer da leitura deste livro. Pense nisso meticulosamente. Se andou praticando, você deve ter um bom conjunto de dados até este ponto. Agora, junte todas essas provas e construa sua fé baseada em evidências neste programa. Quando a dúvida ou o ceticismo aparecerem, anote-os primeiro como "dúvida" ou "ceticismo". Lembre-se de que você tem uma pilha imensa de evidências para fundamentar sua fé. Fé baseada em evidências, não fé cega. Você consegue. Basta relaxar e continuar.

Alguém em nosso programa Eat Right Now fez a seguinte reflexão:

> *Precisamos ter fé em que conseguimos manter essas práticas, e essa fé pode ser fortalecida pelas provas pessoais que coletamos [...] Tenho visto esse programa funcionar e o benefício das práticas quando as uso bem. Também vi que é fácil voltar aos velhos hábitos quando deixo as práticas de lado. A diligência é necessária para realmente as consolidar como novos hábitos. Parte disso exige a fé em que consigo transformar essas práticas em novos hábitos, para que eu não desista e volte ao jeito antigo.*

Palavras sábias. É como quando você aprende a tocar um instrumento; é preciso treinar para manter a habilidade aguçada.

Assim, continue treinando e construindo sua fé baseada em evidências; anote "dúvida" quando a dúvida surgir e note a alegria de deixá-la ir em vez de se envolver com ela.

Por que não tentar ser atento e curioso o dia todo? Veja se consegue manter a atenção enquanto espera o café ficar pronto, enquanto anda de casa até o carro ou o ônibus ou mesmo quando vai ao banheiro. Até que ponto esses momentos breves, praticados muitas vezes, o ajudam a dirigir na primeira, na segunda e na terceira marchas, construindo sua confiança e seu ímpeto?

MEU CICLO DE HÁBITO DE PROCRASTINAÇÃO

Na infância, como um garoto em uma missão, eu conseguia ser muito concentrado. Quando queria fazer alguma coisa, ficava obstinado. Mas esse foco tinha um preço. Como meu incidente com a faca revelou, eu me envolvia tanto no que estava fazendo que não parava para ver *o que* eu estava fazendo (ou prestes a fazer). Esse foco era promovido pelo interesse. Quando me interessava por alguma coisa, precisava de pouco esforço para fazê-la. Quando não me interessava, tinha que ser arrastado, me contorcendo aos gritos. E, mesmo assim, só fazia o mínimo necessário para riscar a tarefa da lista.

Portanto, minha mãe logo aprendeu que, em vez de me arrastar para fazer as tarefas, era muito mais fácil me deixar interessado nelas. Assim, além de cumprir a tarefa, eu a cumpria bem. Aos 20 e poucos anos, sem mamãe para me cobrar, sempre que tinha que cumprir uma tarefa pela qual não me interessava, eu dava um jeito de me distrair.

Gatilho: Prazo para escrever um artigo
Comportamento: Olhar o site do *The New York Times* (de novo)
Resultado: Ficar bem informado, mas com o trabalho atrasado

Com o passar do tempo, enquanto eu praticava meditação, estudava neurociência e começava a atender pacientes, aprendi muito sobre o funcionamento de minha mente. Comecei a ver que a procrastinação era pouco compensadora. Também entendi *por que* eu procrastinava. Por exemplo, quando tinha que escrever um artigo científico de revisão porque era "bom para minha carreira", eu me sentava e sentia aquela bola grande, quente e branca de medo contraído se avolumando dentro de mim. Logo aprendi que o melhor analgésico era olhar o site do *The New York Times* para garantir que o mundo não tinha acabado desde a última vez que eu olhara (cinco minutos antes). É uma fórmula simples que todos conhecem, desde os médicos e os pais às empresas de marketing:

Gatilho: Dor
Comportamento: Tomar um analgésico
Resultado: Alívio da dor

Levei algum tempo, mas descobri que boa parte de minha dor de estômago se originava no fato de eu não dominar o tema. Não saber o suficiente só me deixava diante de duas opções infelizes: (1) ficar ali sentado, com dor de estômago, encarando o artigo inacabado na tela do computador; ou (2) olhar o site do The New York Times (de novo). Mas, assim que entendi que meu ciclo de hábito não ajudava, aprendi que, se fizesse uma pesquisa meticulosa antes de me sentar para escrever, o comportamento de olhar o jornal diminuía e o comportamento de escrever aumentava.

Então descobri algo que pôs no turbo o processo todo: *experiência real*.

Eis minha fórmula analgésica para a procrastinação: interesse + conhecimento + experiência = prazer em escrever + bom produto = flow.*

Em outras palavras, quando eu encontrava um tema do meu interesse e me assegurava de saber o suficiente sobre ele para afastar o aperto na barriga, eu conseguia escrever e me divertir com isso. Por exemplo, eu estava *interessado* em atenção plena e em ajudar as pessoas a mudar de hábito. Com o passar dos anos, aprendi e coletei cada vez mais *conhecimento* sobre o aprendizado baseado em recompensas e a neurociência e obtive *experiência* com minha própria prática de meditação, o trabalho na clínica e a criação de tratamentos. Quando juntei tudo isso, além de conseguir me sentar e escrever, *gostei* do processo.

Deparei literalmente com essa fórmula num sábado de 2013. Era uma manhã clara e fria de inverno. Desci a escada de casa relativamente cedo, com a estranha sensação de que precisava escrever alguma coisa. Peguei meu material, me sentei à mesa de jantar, abri o laptop e, três

---

* Também conhecido como estar "no clima", flow é o estado mental em que a pessoa mergulha inteiramente numa atividade, com uma sensação de foco energizado, total envolvimento e prazer com o processo.

horas despercebidas e ininterruptas depois, um artigo intitulado "Why Is It so Hard to Pay Attention, or Is It? Mindfulness, the Factors of Awakening and Reward-Based Learning" (Por que é tão difícil prestar atenção? Será que é mesmo? Atenção plena, os fatores da iluminação e da aprendizagem baseada em recompensas) estava pronto. Por *pronto*, realmente quero dizer completo.

Em geral, os artigos revistos por pares exigem muita leitura, passando de um revisor a outro para a verificação de detalhes e coisas assim. Esse não. Eu o mandei a dois possíveis coautores para ter certeza de que era válido e, com pouquíssimas alterações, o apresentei para publicação (e foi aceito com sugestões mínimas, o que é incomum no processo de publicação científica). Ao recordar essa experiência, percebi que tudo se encaixou porque eu praticava, estudava e ensinava aquele assunto por tempo suficiente para o artigo estar naquele estágio de solução supersaturada, precisando apenas de um empurrãozinho para disparar a reação em cadeia. Para mim, aquele empurrãozinho foi uma conversa recente com alguém sobre como encaixar a atenção plena na aprendizagem baseada em recompensas.

Eu andava brincando com o conceito e a experiência de flow, mas não havia percebido que poderia entrar em flow escrevendo. Como faria qualquer bom cientista, testei para ver se o experimento poderia ser repetido. Comecei com alguns estudos-piloto (artigos, blogs e coisas assim), depois parti para o grande experimento conclusivo: eu conseguiria escrever um livro inteiro estando em flow?

Analisei para ver se tinha as condições adequadas:

1. Interesse: Eu estava interessado em escrever um livro sobre a ciência da atenção plena e dos vícios.
2. Conhecimento: Eu vinha estudando a atenção plena havia uns 20 anos e os vícios havia uns 10 anos.
3. Experiência: Eu praticava a atenção plena havia duas décadas e tratava pacientes com vícios havia uns nove anos.

Como estava tudo nos conformes, estabeleci as condições adequadas:

1. Comida
2. Sem distrações
3. Massagem mental

Para melhorar minhas chances de escrever um livro em flow, percebi que eu precisava não sentir fome nem ter acesso a coisas como o site do *The New York Times*. Precisava de algo que massageasse aquelas bolas de calor até sumirem, caso meu estômago começasse a se contrair com pensamentos de *O que vou escrever depois?*, que induziam as cólicas de escritor.

Portanto, no fim de dezembro de 2015, criei essas condições fazendo 15 dias de retiro de automeditação em casa – com toda a tecnologia desligada e ninguém para me distrair a não ser os gatos. Minha esposa concordou em ajudar no "experimento" indo visitar parentes na costa oeste durante as festas de fim de ano. Antes de começar, preparei e congelei comida suficiente para que, quando tivesse fome, bastasse pôr algo para esquentar no micro-ondas.

Depois de tudo pronto, eu me dei algumas instruções simples: sente-se, ande, escreva, repita, mas só escreva em flow. Eu faria minha meditação habitual caminhando e sentado e só me concentraria para escrever se tivesse vontade. E o mais importante: caso sentisse o mínimo de contração, indicando um movimento de saída do estado de flow rumo a algum tipo de esforço, eu retornaria imediatamente à meditação. (Minha meta era que a meditação eliminasse as cólicas de escritor.)

Duas semanas depois, o manuscrito de meu primeiro livro, *The Craving Mind*, estava pronto. O experimento deu certo! Minha hipótese havia sido provada. E foi um processo muito agradável. Só que a repetição do experimento é o marco da ciência. É preciso reproduzi-lo para ver se o resultado é o mesmo.

Assim, no fim de dezembro de 2019, minha esposa viajou novamente para visitar parentes, me deixando a sós com os gatos para meu retiro doméstico. (Para não trapacear, mantive a época do ano, os gatos e todo o resto.) Não foi uma reprodução perfeita, pois o retiro só durou nove dias e eu não tinha mais a intenção de escrever um livro, e sim de montar um baralho com práticas curtas para a mudança de hábito com base nas três marchas.

Sentei e andei durante três dias e meio, sem inspiração. Sempre que a ideia *Devo escrever alguma coisa?* surgia, a dor na boca do estômago a acompanhava. Continuei andando e me sentando. Então a manhã seguinte chegou – por acaso, terça-feira, 24 de dezembro. Nesse dia, não senti dor, e me sentei para ver o que aconteceria. Não sabia se estava pronto ou não para escrever alguma coisa, por isso abri só um pouquinho a torneira. Afinal de contas, era só um baralho. Não era um livro nem nada muito grande. Mas devia haver alguma pressão guardada no sistema, porque todos os pedacinhos de experiência e escrita prévias se despejaram na tela do computador. Hoje é segunda-feira, 30 de dezembro de 2019, sete dias depois. Estou terminando agora o último capítulo.*

Isso conta como reprodução?

Sem dúvida, sugere que é verdadeira esta parte da equação: interesse + conhecimento + experiência = prazer em escrever = flow.

A experiência foi novamente agradável para mim. Só o tempo dirá se a última parte da equação se sustenta: bom produto. E esta caberá a você, que continua sua jornada. Se você sentir que precisa de mais do que as três marchas para desenvolver sua própria fé baseada em evidências – talvez desejando encontrar aquela pílula mágica que, de repente, fará sua ansiedade sumir para sempre ou consertará milagrosamente seus outros hábitos –, pergunte-se com sinceridade: "Quantos desejos se realizam fora dos desenhos da Disney?"

Se prefere se basear na ciência e confiar na própria experiência, veja aonde você já chegou apenas aprendendo como a mente funciona e trabalhando com ela. Continue construindo sua fé, um momento de cada vez.

---

* Na verdade, este acabou sendo o penúltimo capítulo, pois acrescentei um no início do livro, com base na loucura da covid-19, e outro no fim, depois de tudo o que aconteceu e em decorrência do assassinato de George Floyd. Mas já estamos bem perto.

CAPÍTULO 23

Abstinência da ansiedade

Toda semana ajudo a conduzir a videoconferência de um grupo que luta contra a ansiedade e outros hábitos. Há anos pessoas do mundo inteiro têm se unido a mim e à Dra. Robin Boudette (minha cofacilitadora) para uma hora de discussão profunda. No espírito dos *reality shows* (reais de verdade, pois a questão é ajudar os outros, não marcar pontos), em vez de estabelecer uma pauta específica de sabedoria que queremos transmitir de cima para baixo, Robin e eu convidamos os participantes a sugerir os temas. Então mergulhamos numa exploração do que os incomoda, onde estão atolados e o que podem fazer para se desatolar. Isso mantém um clima real, além de nos deixar, Robin e eu, pisando em ovos. Nunca sabemos quem aparecerá para fazer uma pergunta nem o que vão querer discutir.

Não é exatamente terapia em grupo, pois é difícil imaginar como seria com mais de 150 pessoas num espaço bidimensional. Usamos métodos simples de interrogatório para entender o "problema" e, depois de certo vaivém, dar algumas dicas para a pessoa experimentar na semana seguinte. A melhor parte: tentamos terminar cada conversa em menos de 10 minutos para abordar o maior número de temas possível e trabalhamos com as restrições do limiar de atenção moderno, em que as pessoas têm suas armas de distração em massa na ponta dos dedos e só precisam desligar a tela. Usamos as três marchas como arcabouço, o que dá aos participantes um recurso com que trabalhar e os ajuda a seguir a narrativa e aprender com o processo.

Certa semana, um cavalheiro de 30 e poucos anos mencionou a luta que enfrentava: conseguia usar a prática de RAIN da "terceira marcha" e outras ferramentas da atenção plena para ajudá-lo a acalmar a ansiedade no momento em que ela surgia, mas não conseguia se imaginar calmo no resto do dia. Depois de confirmar que sabia usar as práticas e que eram úteis, ele imediatamente passava a se preocupar com o futuro. Como ele mesmo contou: "E as próximas 24 horas?"

Seu dilema me lembrou meus pacientes no consultório – não os que tinham ansiedade *per se*, mas os que lutavam para se manter sóbrios. Muitos pacientes meus frequentam as reuniões dos Alcoólicos Anônimos ou algum outro programa de 12 passos para ajudá-los com a dependência química ou comportamental. No AA, o processo envolve admitir que não se pode controlar o próprio comportamento (revolucionário para um programa que começou na década de 1930, contrariando séculos de filósofos que afirmavam que a força de vontade reinava), examinar os erros do passado, fazer as pazes com esses erros e ajudar quem sofre da mesma aflição. Talvez a frase mais famosa do AA seja "Só por hoje".

Quando me procuram, depois de décadas bebendo sem controle, os pacientes não conseguem imaginar como seria ficar sóbrio dali a um mês. Em geral, não conseguem nem imaginar como seria a sobriedade dali a uma semana, porque um dos hábitos que desenvolveram é dizer a si mesmos que vão largar amanhã. Juram que aquela é a última dose e que amanhã entrarão no caminho da sobriedade, sem olhar pelo retrovisor a vida (anterior) de alcoólatra. Eles não são diferentes dos pacientes que querem fumar o último cigarro ou se fartar de sorvete pela última vez. O amanhã acena com promessa e facilidade, porque hoje foi estressante ou já é praticamente um desastre, e eles merecem esse pequeno prazer. De certo modo, sua mente os convence de que, embora largar seja a melhor coisa a fazer por si mesmo, embebedar-se hoje também é a melhor coisa que podem fazer agora. (Uma observação: o livro *Lit* – "Iluminada", em tradução livre –, que conta de forma bela e comovente a luta da autora Mary Karr contra a bebida, descreve com perfeição o "mantra do amanhã".)

É claro que, quando o amanhã chega, a vontade de beber supera de longe qualquer clareza que o paciente teve na noite anterior, quando jurou a si mesmo que pararia de embeber o fígado em álcool. Ele se pergunta algo como "Eu disse isso?". Bem, muita coisa aconteceu entre ontem e hoje. Na verdade, muita coisa pode acontecer entre esta manhã e esta tarde. Ficar algumas horas sem beber parece uma eternidade para alguém cujo cérebro se coça e se contorce quando o nível de álcool no sangue cai. É daí que vem o "Só por hoje".

Quando a pessoa consegue ficar sóbria por alguns dias, o mantra "Só por hoje" se torna um salva-vidas. Se está sóbria neste momento e o amanhã parece estar a uma eternidade de distância, ela pode decompor o dia em pedacinhos e não atacar apenas um dia, mas uma hora, 10 minutos, até um momento de cada vez. Quando meus pacientes dizem no consultório que não conseguirão se manter sóbrios amanhã, pergunto: "Bom, e que tal agora? Você está sóbrio. Acha que consegue *não* beber nos próximos cinco minutos?" É claro que é uma pergunta capciosa, porque a pessoa está em meu consultório e não faço a pergunta no fim da sessão.

Depois de pensar se estou fazendo ou não uma pergunta capciosa, eles costumam responder:

– Sim, isso eu consigo.

– Tudo bem. E quando você sair? Acha que consegue ficar sóbrio na próxima hora?

Com a ajuda de estratégias de enfrentamento, cronograma de reuniões e o telefone do padrinho, em geral, a maioria dos meus pacientes consegue se virar. Um aspecto fundamental do "Só por hoje" – na verdade, todo o seu poder – está em não olhar muito longe no futuro. Lembre-se: o cérebro odeia a incerteza. Quanto mais remoto, mais coisas podem acontecer entre agora e depois. Para muitos pacientes meus que juraram sobriedade sobre uma pilha de Bíblias, todas as coisas concebíveis capazes de destruir a sobriedade acontecem entre agora e amanhã. Para seu cérebro, amanhã é igual a muita incerteza. A mente passa a se perguntar *Qual dessas mil coisas pode dar errado e dará?* quando eles começam a somar os minutos entre agora e a hora de dormir. Mas a possibilidade de calamidades ou erros entre agora e daqui a uma hora é muito menor, e assim o caminho da sobriedade é mais certeiro (e contém menos minutos). E entre agora e daqui a cinco minutos, mais ainda. Com a certeza vem a redução da ansiedade, porque não é preciso se preocupar com o "resultado incerto" inserido na definição de ansiedade. Meus pacientes podem respirar fundo e planejar o hoje – e daí, ir vivendo "só hoje". Se parecer assustador demais, eles podem dizer "só esta hora" ou até "só este momento". Enfileirar momentos leva a horas de sobriedade. Enfileirar horas leva a dias de sobriedade, e assim por diante. Mas tudo isso se baseia em enfrentar um momento de cada vez.

Isso me leva de volta àquele participante do encontro on-line que me trazia lembranças de meus pacientes na clínica quando jurava sobre uma pilha de Bíblias que não era capaz de trabalhar sua ansiedade. Ele não conseguia imaginar que não estaria ansioso amanhã, mesmo que pudesse ficar calmo agora. Então descrevi o processo de sobriedade de meus pacientes da clínica. Expliquei que não pensam no amanhã, porque esse "maldito pensamento" os deixa em apuros. Quando ele mostrou que entendia, perguntei se achava que conseguiria aplicar o mesmo princípio à ansiedade não amanhã nem nesta tarde, mas agora mesmo. Ele assentiu. Sabia que poderia usar sua habilidade de atenção plena para acalmar a ansiedade por cinco minutos. O mais importante foi que ele viu que pensar em ficar ansioso amanhã o deixava ansioso agora – e que conseguiria sair desse ciclo naquele momento. Assim, o mandei para casa com esta missão (que ele escolheu aceitar): experimentar um pouco de abstinência de ansiedade não amanhã, mas agora. Caso se visse preocupado com o amanhã, ele poderia usar sua habilidade de atenção plena para notar o pensamento no futuro e partir daí.

Esse é um conceito fundamental para quem luta contra a ansiedade (ou contra qualquer hábito, aliás). É verdade que o comportamento passado talvez seja o melhor previsor do comportamento futuro (daí a formação de hábitos), mas o que fazemos no momento presente, não o que fizemos no passado, é que irá determinar a probabilidade de continuarmos ou mudarmos essa trajetória. Por mais clichê que pareça, só vivemos este momento. Como na montagem de um colar de miçangas, o tempo é um conceito que enfileira "aquele momento" que aconteceu um segundo atrás e "este momento" do presente. Quando a miçanga deste momento vai para o passado, o colar da narrativa fica mais comprido, enfileirando a história de nossa vida. Do mesmo modo, também olhamos o futuro em busca de miçangas para acrescentar ao colar. Com base na experiência passada, nosso cérebro projeta o que pode acontecer em seguida. Mas só podemos olhar para a frente no momento presente, porque o futuro está todo em nossa mente. Em outras palavras, imaginamos (e muitas vezes nos preocupamos com) o futuro neste momento – o presente. Como diz o músico Randy Armstrong, "preocupar-se não acaba com os problemas de amanhã. Acaba com a paz de hoje".

Portanto, sim, tudo o que temos é o agora. E o que fazemos com este momento cria aquela miçanga que acrescentamos ao nosso colar. O passado prevê o futuro no presente. Isso é importante, então vou repetir: o que fazemos no presente estabelece nosso rumo na vida. Se ficarmos ansiosos agora, criaremos uma miçanga de ansiedade. Se fizermos muito isso, criaremos um colar de ansiedade que usaremos (às vezes com orgulho) e levaremos conosco aonde formos. Se neste momento sairmos de um ciclo de hábito da ansiedade, não acrescentaremos essa miçanga ao colar e teremos a oportunidade de acrescentar uma miçanga diferente. Podemos criar colares de curiosidade. Podemos criar colares de bondade. E, com essas MMOs em mãos, podemos largar nossos velhos colares.

LEVAR O EXTREMISMO A EXTREMOS

Sou extremista.

Minha esposa brinca que tenho duas velocidades: rápido e desligado. Como você já percebeu em meu incidente com a faca quando criança, tenho certa tendência a levar as coisas ao nível do tudo ou nada. Quando tinha uns 6 anos, queria ser caubói. Ia às aulas de violino com botas de caubói, um coldre com um revólver de brinquedo, um lenço no pescoço e um chapéu de caubói porque queria ser caubói. Quando estava no ensino fundamental, tentava fazer todos os deveres de casa no ônibus para que, quando chegasse a hora de descer, eu pudesse dedicar minha energia a objetivos mais importantes, como brincar na floresta. Alguns anos depois, enquanto entregava jornais, competia comigo mesmo para ver até que ponto conseguia enrolar os jornais de modo infinitamente apertado (para o desgosto dos clientes) antes de prendê-los com um elástico para a entrega e quão rápido completava minha rota. No ensino médio, entrei numa fase sem açúcar (para melhorar meu desempenho nos esportes) e, enquanto meus colegas tomavam sorvete e comiam doces, eu contava os dias de sobriedade. Talvez como a cereja do bolo desse resumo, meu lema preferido na faculdade era: "Seja grande ou volte para casa." Por que me conformar com um diploma de médico ou com um doutorado se ambos eram possíveis?

Ao olhar para trás, vejo que poderia atribuir isso à paixão e ao foco. Mas, na verdade, esse é um exemplo do que faz o cérebro de todos nós em maior ou menor grau: encontra algo compensador e o busca várias e várias vezes. Isso é legal – até não ser mais. Nosso impulso de sobrevivência pode ser visto como vantagem e como limite: a aprendizagem baseada em recompensas nos deixou em algumas situações em que não é fácil sobreviver.

Embora nós, neurocientistas, mal tenhamos arranhado a superfície do entendimento de como funciona o cérebro, todos os nossos mecanismos muito humanos de sobrevivência não serão eliminados à moda darwiniana num futuro próximo. Quer eu tente me usar como estudo de caso, quer procure de forma mais ampla, a pesquisa do extremismo está longe de ser uma ciência líquida e exata. Mas claramente nos tornamos extremistas com os mesmos mecanismos de aprendizagem que usamos para amarrar o sapato: assim como não tropeçamos ao andar, algum comportamento aliviou uma dor e foi reforçado até não conseguirmos imaginar fazer outra coisa. Na verdade, há um vasto experimento social acontecendo agora (sem que tenhamos assinado formulários de consentimento para participar do estudo): toda vez que vamos às mídias sociais ou aos sites de notícias que usam nossos cliques preferidos para alimentar algoritmos que nos mostram seletivamente os itens de nosso feed, votamos sem saber em um conteúdo personalizado e escolhido por uma inteligência artificial que se torna familiar e, portanto, reforça nossas preferências em cliques futuros.

Quanto mais clicamos, mais provável se torna desenvolvermos opiniões extremas, simplesmente porque a ambiguidade de ter que entender alguma coisa ou levar em conta vários fatos e opiniões parece pior do que a sensação de pertencimento ao grupo trazida por uma opinião ou um ponto de vista compartilhado (preto e branco têm pouquíssima incerteza quando comparados aos tons de cinza). Um exemplo simples disso é o feedback nas mídias sociais, que é binário e quantitativo (número de likes e retuítes), em contraste com a ambiguidade complexa de ler a linguagem corporal e interpretar o tom de voz numa conversa ao vivo. Não admira que vejamos adolescentes sentados um ao lado do outro e se comunicando pelo celular: a incerteza é assustadora.

Mas a sensação de certeza e segurança dentro do grupo cobra um preço significativo. Além de se reforçarem, as opiniões extremas obscurecem a visão de nossas ações e de nossos sentimentos pelos outros. Racismo, sexismo e classismo cobram um preço alto: provocam estresse, ansiedade e trauma em todos que se transformam no "outro".

Entretanto, em relação à aprendizagem fundamental para a sobrevivência, Charles Darwin fez uma observação interessante, que é quase uma nota de rodapé de sua teoria da evolução. A evolução pode ser sucintamente resumida num tuíte: "A sobrevivência do mais forte." Darwin notou que algo além da simples luta para dominar o galinheiro era o motor da sobrevivência. Em *A origem do homem e a seleção sexual*, ele escreveu que "as comunidades que incluem o maior número de membros solidários prosperarão mais e terão o maior número de descendentes". Isso pode ser interpretado como a bondade vencendo a maldade, mesmo quando se trata de sobrevivência. Esse ponto de vista pode ser levado a extremos?

Em 2004, Dacher Keltner, pesquisador da Universidade da Califórnia, campus de Berkeley, e fundador do Greater Good Science Center (Centro da Ciência do Bem Maior), escreveu um artigo intitulado "The

Compassionate Instinct" (O instinto da compaixão), no qual resumiu um imenso trabalho que sustenta a base biológica da compaixão. Entre os exemplos estão áreas cerebrais associadas a emoções positivas que se acendem nas mães que olham fotos de seus filhos e áreas semelhantes que se iluminam quando os participantes da pesquisa contemplam o mal causado a outras pessoas. Keltner concluiu: "Essa constância indica enfaticamente que a compaixão não é apenas uma emoção volátil ou irracional, mas uma reação humana inata incorporada às dobras de nosso cérebro." Ainda assim, parece que falta a ponte entre sobrevivência e compaixão: se o valor de recompensa promove o comportamento, o que o liga ao comportamento pró-social? Mais ainda: como isso explicaria o extremismo?

Fiquei curioso para saber como os estados emocionais se alinham ao valor de recompensa, e meu laboratório montou um experimento no qual pedimos a pessoas do mundo inteiro que classificassem sua preferência entre 14 estados mentais diferentes – a preferência como marcador do valor de recompensa, pois preferimos naturalmente os estados e comportamentos mais compensadores. Depois de coletar dados de centenas de participantes que responderam a uma breve pesquisa pela internet, constatamos que, de forma constante e significativa, os indivíduos preferem se sentir bondosos, curiosos e conectados a ansiosos, assustados e zangados. Esse resultado combina com argumentos filosóficos que indicam que prestar atenção em como é ser desagradável com os outros, em oposição a como é ser bondoso, dá uma base mais forte à conduta ética do que as teorias de Kant e Hume, baseadas na razão. (Em *The Craving Mind*, escrevi um capítulo inteiro sobre "aprender a ser cruel e legal", e foi bom ver que agora podemos sustentar isso com dados.)

Em outras palavras, por mais que a raiva justificada pareça empoderadora no momento, ser bondoso é mais agradável e empoderador do que ser mau, principalmente quando se olham as ações provocadas por essas emoções opostas e seu resultado (por exemplo, nenhum prédio é incendiado nem pessoas são feridas numa "revolta da bondade"). Ao ser perguntado sobre sua fé, Abraham Lincoln respondeu sucintamente: "Quando faço o bem, me sinto bem. Quando faço o mal, me sinto mal. Essa é minha religião." Se fosse vivo hoje, Lincoln poderia ter tuitado isso em resposta ao veneno que há no mundo, resumindo o estudo de meu laboratório em poucos caracteres. Talvez acrescentasse a hashtag #ConscienciaDificultaOdiar.

O resultado da pesquisa feita por meu laboratório também se encaixa perfeitamente em minha experiência. Aprendi do jeito mais difícil que a raiva e o julgamento doem não só em mim, mas naqueles a quem dirigi minhas emoções. (Na verdade, se a regra das 10 mil horas de prática de Malcolm Gladwell tiver alguma base, me tornei especialista em julgar os outros antes mesmo de terminar a faculdade.) E, em minha autoimposta "reabilitação da raiva" pela prática da meditação, aprendi que a bondade sempre vence a maldade. É inequivocamente a MMO.

Se pareço extremista, concordo. Um extremista da bondade, do mesmo modo que meus pacientes e os participantes de meus programas que veem com muita clareza que cigarro tem um gosto horrível, que a sensação de comer demais é muito pior do que parar quando estão satisfeitos ou que a curiosidade dá um chute na bunda da ansiedade (com gentileza, é claro). Em outras palavras, quando estou plenamente consciente, não consigo me forçar a ser mau de propósito com ninguém. Por quê? Imaginar o resultado de minhas ações (isto é, ser mau com alguém) provoca uma dor forte na boca do estômago. Apenas imaginar já é horrível. Meu cérebro ficou completamente desencantado com a maldade e animadíssimo com a bondade. Sim, soa extremo, mas, acredite, prefiro ser viciado em bondade do que em cocaína. Darwin tinha razão.

Num mundo de extremismos políticos ou ideológicos, na hora da sobrevivência, vou com o "bondadismo" contra o racismo, o sexismo e o tribalismo. Acho que todos já vimos ódio e violência suficientes para muitas vidas. E, embora eu tenha crescido sem muito dinheiro, criado por uma mãe solo no estado de Indiana, meu gênero e minha cor de pele me protegeram, enquanto outros sofreram diariamente microagressões, hostilidade ou violência declarada. Como escreveu o reverendo Dr. Martin Luther King Jr. numa carta na prisão de Birmingham (1963): "A questão não é se seremos extremistas, mas que tipo de extremistas seremos. Seremos extremistas do ódio ou do amor? Seremos extremistas da manutenção da injustiça ou da ampliação da justiça?"

Num mundo que se move cada vez mais para os extremos e está preparado para isso, meu grito de guerra "Quem está comigo?" retorna ao que o Dr. Martin Luther King Jr. e tantos outros tentaram gravar em nosso crânio denso: use o cérebro. Que tipo de extremista você será? Consegue aproveitar sua capacidade inata de curiosidade e bondade para construir uma vida e um mundo melhores? Ou será varrido pela maré de medo e interesse pessoal? Se não quiser ser arrastado para o mar, deixando um rastro de lágrimas no seu caminho (sabendo disso ou não), lembre-se da âncora da consciência e preste atenção no resultado de suas ações. Você tem todo o entendimento e todas as ferramentas de que precisa para aumentar a velocidade e o ímpeto enquanto desconstrói sua ansiedade e avança pela jornada rumo a uma vida mais feliz, mais bondosa e mais conectada.

EPÍLOGO

Seis anos e cinco minutos

Em 2013, fui convidado a dar uma palestra sobre flow no TEDx. O evento aconteceu num pitoresco teatro no estilo anos 1920 em Alexandria, no estado da Virgínia, que fica do outro lado do rio Potomac, diante de Washington, a capital dos Estados Unidos. A palestra foi boa (eu me senti em flow, então foi ótima para mim!), mas, por puro acaso, minha equipe havia recém-terminado uma versão precoce de nosso aplicativo Craving to Quit. Tínhamos trabalhado nele por muito tempo e, naquela época, o treinamento em atenção plena com base em aplicativos era um conceito tão novo que eu estava louco para as pessoas testarem e ver se funcionava. Quase 20 anos haviam se passado desde que fui apresentado à atenção plena, e tínhamos algo com potencial de crescer para ajudar muita gente – basicamente, qualquer pessoa com um celular. Em poucas palavras, meu telefone não me saía da cabeça.

Como eu estava perto da capital, fiz uma visita ao deputado Tim Ryan, que representa no Congresso o 13º Distrito do estado de Ohio. Ele é meu amigo e um grande defensor da atenção plena – chegou a escrever o livro *A Mindful Nation* (Uma nação atenta) –, portanto com quem mais eu poderia conversar sobre aprimorar o tratamento de saúde do país com soluções de baixo custo?

Tim e eu só temos quatro meses de diferença na idade e nos conhecemos no ano anterior, na festa após uma conferência sobre pesquisas em ciência contemplativa. Quando cheguei ao seu gabinete, ele me recebeu e logo pediu notícias das pesquisas mais recentes. Tim me impressionou com o desejo de entender os fatos e a ciência por trás das coisas antes de oferecer seu apoio a elas.

Enquanto conversávamos, mencionei nossos achados recentes sobre atenção plena e abandono do hábito de fumar e contei que tínhamos acabado de desenvolver um aplicativo para fazer o treinamento digital. Puxei o celular e comecei a lhe mostrar os recursos do programa. Ele arregalou os olhos e, de repente, me interrompeu. Levantou-se e berrou para um dos jovens assessores na outra sala: "Ei, Michael, venha cá!" Nem consigo imaginar como é ficar o tempo todo à disposição como membro da equipe de um congressista. Michael veio, com cara de quem não sabia o que esperar. "Você fuma, não é?", perguntou Tim, mais como uma ordem do que como uma indagação. Hesitante e em voz baixa, o rapaz respondeu que sim. "Bom, não precisa largar, mas experimente esse aplicativo aí e me diga se é bom", ordenou Tim antes de dispensar o assessor. Michael concordou. Meio confuso, o rapaz saiu da sala para aguardar novas instruções.

Naquela tarde, voltando para casa de trem, mandei um e-mail para Michael. "Obrigada por se oferecer como voluntário (ou ser obrigado a se voluntariar pelo deputado Ryan) e testar nosso programa Craving to Quit", escrevi, e então lhe dei as informações iniciais. Dois dias depois, ele começou o programa. Na semana seguinte, me enviou um e-mail para relatar seu progresso. Terminava assim: "Mais uma vez, obrigado por me dar essa oportunidade. Eu não planejava largar o cigarro, mas agora que estou cumprindo o programa imagino que seja uma boa ocasião." No mês seguinte, recebi outro e-mail de Michael: "Comecei o programa cético, mas quase imediatamente vi os benefícios. Eu fumava 10 cigarros por dia e morria de medo de esquecer o maço e o isqueiro em casa. Em 21 dias, consegui parar totalmente de fumar. Isso nunca seria possível sem Craving to Quit." Quando li isso, lágrimas rolaram pelo meu rosto. Minha esposa perguntou o que era, e gaguejei: "Isso pode mesmo dar certo."

Mais de um ano depois, Anderson Cooper visitou meu laboratório para filmar uma reportagem para o programa *60 Minutes*, da CBS. Ele havia acabado de entrevistar o deputado Ryan. Perguntei a Denise Cetta, produtora do programa, como estava Michael. Sim, ela se lembrava dele e mencionou que ele lhe contou que nunca mais voltara a fumar.

Legal.

No terceiro trimestre de 2019, Tim e eu demos palestras seguidas numa conferência. Pouco antes de eu me levantar para falar, Tim se inclinou e cochichou em meu ouvido:

– Ei, lembra-se daquele rapaz que trabalha comigo e que parou de fumar?

– Lembro, claro – respondi.

– Ele continua sem fumar – disse Tim com um grande sorriso estampado no rosto.

Uau. Seis anos depois, após cinco minutos de conversa, um sujeito que foi obrigado a se oferecer como voluntário e testar a atenção plena se livrou para sempre do vício.

Muito legal mesmo. Adoro meu trabalho.

FEEDBACK

Assim como todo mundo que tem cérebro, aprendo com feedbacks. Tentei fazer uma descrição sincera do jeito simples como a ciência de meu laboratório se uniu ao trabalho clínico (tanto presencial quanto na terapêutica digital com aplicativos). Sinta-se à vontade para me enviar feedbacks por e-mail; você me encontra em www.drjud.com. Adoraria saber de qualquer coisa que esteja faltando, que eu tenha errado ou deixado de ver ou que possa melhorar. Também seria maravilhoso saber as coisas de que você gostou, que achou úteis, e assim por diante. Para mim, esse é um processo de aprendizagem contínua. Quanto mais aprendo, mais posso melhorar estas ferramentas para os outros.

Agradecimentos

Se você voltar à dedicatória, verá que dediquei este livro a alguém que se intitula Viciada em Amazon. Na verdade, não sei o nome da pessoa. Só sei que se identifica como mulher. E sei disso porque ela escreveu uma resenha de três estrelas na Amazon sobre *The Craving Mind*, meu primeiro livro. O título da resenha era "Esconde informações de propósito".

Então por que dediquei o livro a ela e não à minha esposa ou, pelo menos, a alguém cujo nome eu saiba? (Minha esposa é uma acadêmica brilhante, tem um coração de ouro dedicado a melhorar o mundo e é minha melhor amiga. Não precisa que eu lhe dedique um livro para mostrar quanto a amo.)

A Viciada em Amazon deu à resenha um nome que chamava atenção, mas, mais importante, como muitas coisas na internet que foram inocentemente publicadas mas ganharam vida própria, sua resenha recebeu likes suficientes para chegar ao topo e se tornar a primeira a ser vista no site. E, em razão desse posicionamento privilegiado, provavelmente ficará lá pela eternidade. Para mim, esse é um grande lembrete de que o universo tem senso de humor. Ela escreveu:

> *Na discussão da pesquisa dos desejos, o livro é realmente brilhante. Para quem já fez aulas de neurociência em nível de pós-graduação e passou algum "tempo na almofada" (meditando), é um livro fascinante. No entanto, decepcionou profundamente num quesito*

importante e, por isso, não posso recomendá-lo. O problema grave é que o livro não cumpre a segunda metade do título: "Como romper maus hábitos". [...] O autor me parece um ser humano genuinamente atencioso e, para mim, é desconcertante que não ofereça aos leitores a ajuda que passou toda a vida adulta pesquisando.

As palavras da Viciada em Amazon foram como um soco ou um chute inesperado. Erroneamente, achei que as pessoas leriam *The Craving Mind* e seriam capazes de aplicar os conceitos à própria vida para se livrar de hábitos e vícios. Embora recebesse e-mails de pessoas que conseguiram se livrar de vícios bem complicados depois de ler o livro, Viciada em Amazon me ajudou a perceber que a maioria das pessoas precisa de mais do que um mapa e uma bússola. Precisa de um guia. Eu não estava pronto para ser esse guia quando escrevi o livro. Não tinha experiência suficiente como psiquiatra especializado em dependência e não fizera a pesquisa que você acabou de ler nos capítulos anteriores. (*The Craving Mind* se concentra principalmente em todas as maneiras de nos viciarmos e na neurociência por trás da ajuda que a atenção plena pode dar.) Com o passar dos anos, ver aquela resenha lá no topo dos comentários deve ter deixado uma marca em meu subconsciente, como o amassadinho do carro que faz com que você reviva o momento da batida toda vez que o vê e passa o dedo, como se com isso fosse sumir num passe de mágica. Quando as condições certas chegaram, aquele amassadinho no cérebro se tornou a sementinha *deste* livro. Portanto, obrigado, Viciada em Amazon, seja você quem for, por esse pontapé bem dado.

Sou eternamente grato aos muitos indivíduos que se ofereceram como voluntários nos estudos de pesquisa de meu laboratório e aos membros antigos e atuais que, com a vontade em comum de tornar o mundo um lugar melhor, formaram uma equipe excelente para realizar nosso trabalho, como Alex(andra) Roy, Prasanta Pal, Veronique Taylor, Isabelle Moseley, Bill Nardi, Shufang Sun, Vera Ludwig, Lindsey Krill, May Gao, Remko van Lutterveld, Susan Druker, Edith Bonnin, Alana Deluty, Pablo Abrante, Katie Garrison, entre outros. Meus pacientes são uma fonte constante de inspiração e humildade e me ensinaram mais sobre a prática da psiquiatria e da medicina do que todos os livros didáticos.

Devo um grande agradecimento à minha editora Caroline Sutton, que, entre outras observações muito perspicazes, teve a brilhante ideia de estabelecer a ansiedade como foco do livro, e a Luke Dempsey, que, com seu método socrático de revisar, ajudou a levar minha escrita a um nível mais alto. Com perícia, Josh Roman me ajudou por anos a configurar ideias e exprimi-las, e muitas delas formaram capítulos deste livro. Caitlin Stulberg fez um trabalho fantástico ao encontrar pontos obscuros e realizar a revisão geral.

Gostaria de agradecer à minha esposa, Mahri Leonard-Fleckman, que, além de ser a melhor parceira de vida que consigo imaginar, criou a expressão "desconstruir a ansiedade". Também preciso agradecer à minha agente Melissa Flashman, providencial em tudo o que tem a ver com ações promocionais.

Tive a sorte de trabalhar intimamente com Robin Boudette e Jacqui Barnett para ajudar as pessoas a superar hábitos pouco úteis e descobrir seus superpoderes internos de bondade e curiosidade. Aprendi muito com nosso trabalho conjunto. Gostaria de agradecer a Rob Suhoza, com quem tive várias conversas esclarecedoras que deram cor e noção a alguns conceitos deste livro e ajudaram a lhes dar à vida. Minhas caminhadas e pedaladas com Coleman Lindsley ajudaram a produzir e exprimir minha abordagem da vida (e uma caminhada específica em torno do lago Walden foi providencial para me ajudar a articular as semelhanças e diferenças entre o estresse e a ansiedade).

Algumas pessoas foram voluntárias não só para ler vários rascunhos deste livro, mas para fazer comentários e sugestões meticulosamente elaborados, como Alice Brewer, Vivienne Keegan, Mark Mitchnick, Michael Irish, Brad Stulberg, Kevin Hawkins, Amy Burke, Michaella Baker, Abigail Tisch, Mitch Abblett, Jennifer Banks, Leigh Brasington, Jaime Mello, entre outros que, sem querer, me esqueci de mencionar.

Gostaria de agradecer a Julia Miroshnichenko por produzir a arte das figuras e dos gráficos.

Notas

CAPÍTULO 1 A ansiedade viraliza

24. **Os males que nunca aconteceram.** *The Letters of Thomas Jefferson 1743-1826.* Disponível em: http://www.let.rug.nl/usa/presidents/thomas-jefferson/letters-of-thomas-jefferson/jefl242.php.

24. **Escravizou mais de 600 pessoas ao longo da vida.** Jefferson, T. *Letter to John Homles,* 22 abr. 1820; Jefferson, T. *Letter to Thomas Cooper,* 10 set. 1814; Jefferson, T. *Letter to William Short,* 8 set. 1823.

24. **264 milhões de pessoas no mundo inteiro tinham transtorno de ansiedade.** Anxiety and Depression Association of America, "Managing Stress and Anxiety". Disponível em: https://adaa.org/living-with-anxiety/managing-anxiety.

24. **19% da população passou por isso no ano anterior.** National Institute of Mental Health, "Any Anxiety Disorder", 2017. Disponível em: https://www.nimh.nih.gov/health/statistics/any-anxiety-disorder.shtml.

25. **Apresentou níveis similares aos do ano anterior.** APA Public Opinion Poll, 2018. Disponível em: https://www.psychiatry.org/newsroom/apa-public-opinion-poll-annual-meeting-2018.

25. **No pior momento de sua história, até onde se recordam:** "By the Numbers: Our Stressed-Out Nation". Disponível em: https://www.apa.org/monitor/2017/12/numbers.

25. **O nível de transtorno de ansiedade generalizada no mundo inteiro.** Ruscio, A. M. *et al.* Cross-Sectional Comparison of the Epidemiology of DSM-5 Generalized Anxiety Disorder Across the Globe. *JAMA Psychiatry*, v. 74, n. 5, 2017, p. 465-475. DOI: 10.1001/jamapsychiatry.2017.0056.

26. **Com o surgimento da covid-19.** Huang, Y.; Zhao, N. Generalized Anxiety Disorder, Depressive Symptoms and Sleep Quality During COVID-19 Outbreak in China: A Web-Based Cross-Sectional Survey. *Psychiatry Research*, 2020, 112954. DOI: 1.1016/j.psychres.2020.112954.

26. **Em comparação com a tendência pré-covid-19.** Pierce, M. *et al.* Mental Health before and During the COVID-19 Pandemic: A Longitudinal Probability Sample Survey of the UK Population. *The Lancet Psychiatry*, 21 jul. 2020. DOI: 10.1016/S2215-0366(20)30308-4.

26. **Relataram grave angústia psicológica.** McGinty, E. E. *et al.* Psychological Distress and Loneliness Reported by US Adults in 2018 and April 2020. *JAMA*, v. 324, n. 1, 2020, p. 93-94. DOI: 10.1001/jama.2020.9740.

26. **Aumento do consumo de álcool depois dos ataques de 11 de setembro.** Vlahov, D. *et al.* Sustained Increased Consumption of Cigarettes, Alcohol, and Marijuana among Manhattan Residents after September 11, 2001. *American Journal of Public Health*, v. 94, n. 2, 2004, p. 253-254. DOI: 10.2105/ajph.94.2.253.

26. **Um pico de TAG: 19,8% relataram sintomas.** Agyapong, V. I. *et al.* Prevalence Rates and Predictors of Generalized Anxiety Disorder Symptoms in Residents of Fort McMurray Six Months after a Wildfire. *Frontiers in Psychiatry*, v. 9, 2018, p. 345. DOI: 10.3389/fpsyt.2018.00345.

CAPÍTULO 2 O nascimento da ansiedade

30. **Praticar algum exercício.** Isso merece uma discussão mais longa, fora do alcance deste livro. Se estiver interessado em aprender a ciência subjacente, recomendo *Why Zebras Don't Get Ulcers* (Por que as zebras não têm úlcera), de Robert M. Sapolsky (2004). Para entender como isso se relaciona com os traumas e encontrar algumas dicas e ferramentas pragmáticas sobre como gastar energia em segurança, leia

O corpo guarda as marcas: cérebro, mente e corpo na cura do trauma, de Bessel van der Kolk (Sextante, 2020) e *My Grandmother's Hands* (As mãos da minha avó), de Resmaa Menakem (2017).

31. **E (surpresa!) mais incerteza.** Chernev, A.; Böckenholt, U.; Goodman, J. Choice Overload: A Conceptual Review and Meta-Analysis. *Journal of Consumer Psychology*, v. 25, n. 2, 2015, p. 333-358. DOI: 10.1016/j.jcps.2014.08.002.

35. **26 vezes por hora.** Kwok, Y. L. A.; Gralton, J.; McLaws, M.-L. Face Touching: A Frequent Habit That Has Implications for Hand Hygiene. *American Journal of Infection Control*, v. 43, n. 2, 2015, p. 112-114. DOI: 10.1016/j.ajic.2014.10.015.

CAPÍTULO 6 Por que suas estratégias anteriores contra a ansiedade (e contra os maus hábitos) fracassaram

71. **Pesquisas recentes.** Resnick, B. Why Willpower Is Overrated. *Vox*, 2 jan. 2020.

71. **A força de vontade em si é um mito.** Engber, D. Everything Is Crumbling. *Slate*, 16 mar. 2016.

71. **Mais esgotadas elas ficam:** Milyavskaya, M.; Inzlicht, M. What's So Great about Self-Control? Examining the Importance of Effortful Self-Control and Temptation in Predicting Real-Life Depletion and Goal Attainment. *Social Psychological and Personality Science*, v. 8, n. 6, 2017, p. 603-611. DOI: 10.1177/19485506 16679237.

71. **Basicamente desligando este último até o estresse passar.** Arnsten, A. F. T. Stress Signalling Pathways That Impair Prefrontal Cortex Structure and Function. *Nature Reviews Neuroscience*, v. 10, n. 6, 2009, p. 410-422. DOI: 10.1038 /nrn2648; Arnsten, A. F. T. Stress Weakens Prefrontal Networks: Molecular Insults to Higher Cognition. *Nature Neuroscience*, v. 18, n. 10, 2015, p. 1.376-1.385. DOI: 10.1038/nn.4087; Arnsten, A. F. T. *et al*. The Effects of Stress Exposure on Prefrontal Cortex: Translating Basic Research into Successful Treatments for Post-Traumatic Stress Disorder. *Neurobiology of Stress*, v. 1, 2015, p. 89-99. DOI: 10.1016/j.ynstr.2014.10.002.

73. **Não precisem tomar decisões envolvendo autocontrole.** Galla, B. M.; DuckWorth, A. L. More Than Resisting Temptation: Beneficial Habits Mediate the Relationship between Self-Control and Positive Life Outcomes. *Journal of Personality and Social Psychology*, v. 109, n. 3, 2015, p. 508-525. DOI: 10.1037/pspp0000026.

75. *Mindsets fixos e os de crescimento.* Dweck, C. S. *Mindset: The New Psychology of Success.* Nova York: Random House Digital, 2006.

76. **Atual padrão-ouro do tratamento.** Brewer, J. A. *et al.* Mindfulness Training for Smoking Cessation: Results from a Randomized Controlled Trial. *Drug and Alcohol Dependence*, v. 119, n. 1-2, 2011, p. 72-80. DOI: 10.1016/j.drugalcdep.2011.05.027.

CAPÍTULO 7 A história de Dave, primeira parte

82. **Rapidez da formação de hábitos.** Yerkes, R. M.; Dodson, J. D. The Relation of Strength of Stimulus to Rapidity of Habit Formation. *Journal of Comparative Neurology and Psychology*, v. 18, n. 5, 1908, p. 459-482. DOI: 10.1002/cne.920180503.

83. **Melhorar o desempenho do indivíduo em determinada tarefa.** Eysenk, H. J. A Dynamic Theory of Anxiety and Hysteria. *Journal of Mental Science*, v. 101, n. 422, 1955, p. 28-51. DOI: 10.1192/bjp.101.422.28.

83. **Voltava a cair um pouquinho.** Broadhurst, P. L. Emotionality and the Yerkes-Dodson Law. *Journal of Experimental Psychology*, v. 54, n. 5, 1957, p. 345-352. DOI: 10.1037/h0049114.

84. **Nível de estresse inibe o desempenho.** Muse, L. A.; Harris, S. G.; Feild, H. S. Has the Inverted-U Theory of Stress and Job Performance Had a Fair Test? *Human Performance*, v. 16, n. 4, 2003, p. 349-364. DOI: 10.1207/S15327043HUP1604–2.

CAPÍTULO 8 Uma palavrinha sobre atenção plena

88. **Metade do tempo que passamos acordados.** Killingsworth, M. A.; Gilbert, D. T. A Wandering Mind Is an Unhappy Mind. *Science*, v. 330, n. 6.006, 2010, p. 932. DOI: 10.1126/science.1192439.

89. **Quando a mente "viaja".** Raichle, M. E. *et al.* A Default Mode of Brain Function. *Proceedings of the National Academy of Sciences of the United States of America*, v. 98, n. 2, 2001, p. 676-682. DOI: 10.1073/pnas.98.2.676.

89. **Gatilhos de seus vícios.** Brewer, J. A.; Garrison, K. A.; Whitfield-Gabrieli, S. What about the "Self" Is Processed in the Posterior Cingulate Cortex? *Frontiers in Human Neuroscience*, v. 7, 2013, p. 647. DOI: 10.3389/fnhum.2013 .00647; Brewer, J. A. *The Craving Mind: from Cigarettes to Smartphones to Love – Why We Get Hooked and How We Can Break Bad Habits.* New Haven: Yale University Press, 2017.

91. **Ficarmos presos.** Millgram, Y. *et al.* Sad as a Matter of Choice? Emotion-Regulation Goals in Depression. *Psychological Science*, v. 26, n. 8, 2015, p. 1.216-1.228. DOI: 10.1177/0956797615583295.

92. **Eixos principais da RMP.** Brewer, J. A. *et al.* Meditation Experience Is Associated with Differences in Default Mode Network Activity and Connectivity. *Proceedings of the National Academy of Sciences of the United States of America*, v. 108, n. 50, 2011, p. 20.254-20.259. DOI: 10.1073/pnas.1112029108.

92. **Em vez de ficarem presos neles.** Garrison, K. A. *et al.* Effortless Awareness: Using Real Time Neurofeedback to Investigate Correlates of Posterior Cingulate Cortex Activity in Meditators' Self-Report. *Frontiers in Human Neuroscience*, v. 7, 2013, p. 440. DOI:10.3389/fnhum.2013.00440; Garrison, K. A. *et al.* Real-Time fMRI Links Subjective Experience with Brain Activity During Focused Attention. *Neuroimage*, n. 81, 2013, p. 110-118. DOI: 10.1016/j.neuroimage.2013.05.030.

92. **Reduzir o tabagismo.** Janes, A. C. *et al.* Quitting Starts in the Brain: A Randomized-Controlled Trial of App-Based Mindfulness Shows Decreases in Neural Responses to Smoking Cues That Predict Reductions in Smoking. *Neuropsychopharmacology*, v. 44, 2019, p. 1.631-1.638. DOI: 10.1038/s41386-019-0403-y.

CAPÍTULO 9 Qual é seu tipo de personalidade na atenção plena?

95. **Luta, fuga e paralisia.** Van Dam, N. T. *et al.* Development and Validation of the Behavioral Tendencies Questionnaire. *PLoS One*, v. 10, n. 11, 2015, p. E0140867. DOI: 10.1371/journal.pone.0140867.

95. **"O temperamento pode ser reconhecido".** Buddhaghosa, B. *The Path of Purification*, trad. B. Ñāṇamoli. Onalaska: BPS Pariyatti Publishing, 1991, p. 104.

CAPÍTULO 10 Como o cérebro toma decisões (por que preferimos bolo a brócolis)

108. **Quando a comida chega ao estômago.** Thanarajah, S. E. *et al.* Food Intake Recruits Orosensory and Post-Ingestive Dopaminergic Circuits to Affect Eating Desire in Humans. *Cell Metabolism*, v. 29, n. 3, 2019, p. 695-706. DOI: 10.1016/j.cmet.2018.12.006.

108. **Comportamentais anteriores se integram.** Kringelbach, M. L.; Rolls, T. The Functional Neuroanatomy of the Human Orbitofrontal Cortex: Evidence from Neuroimaging and Neuropsychology. *Progress in Neurobiology*, v. 72, n. 5, 2004, p. 341-372. DOI: 10.1016/j.pneurobio.2004.03.006; O'Doherty, J. *et al.* Abstract Reward and Punishment Representations in the Human Orbitofrontal Cortex. *Nature Neuroscience*, v. 4, n. 1, 2001, p. 95-102. DOI: 10.1038/82959.

108. **Reação automática e habitual.** Kringelbach, M. L. The Human Orbitofrontal Cortex: Linking Reward to Hedonic Experience. *Nature Reviews Neuroscience*, v. 6, n. 9, 2005, p. 691-702. DOI: 10.1038/nrn1747.

109. **Atualizando o valor da recompensa.** Brewer, J. A. Mindfulness Training for Addictions: Has Neuroscience Revealed a Brain Hack by Which Awareness Subverts the Addictive Process? *Current Opinion in Psychology*, v. 28, 2019, p. 198-203. DOI: 10.1016/j.copsyc.2019.01.014.

110. **Quatro caubóis de Marlboro morreram de doença pulmonar obstrutiva crônica.** Pearce, Matt. At Least Four Marlboro Men Have Died of Smoking-Related Diseases. *Los Angeles Times*, 27 jan. 2014.

Disponível em: https://www.latimes.com/nation/nationnow/la-na-nn-marlboro-men-20140127-story.html.

CAPÍTULO 12 Aprender (e crescer) com o passado

127. **"Consertar sua própria confiança"**. Dweck, C. S. *Mindset: The New Psychology of Success*. Nova York: Random House Digital, 2006, p. 179-180.

CAPÍTULO 13 Conserte o conserto: a experiência do chocolate de Dana Small

131. **Enquanto as pessoas comiam chocolate.** Small, D. M. *et al*. Changes in Brain Activity Related to Eating Chocolate: from Pleasure to Aversion. *Brain*, v. 124, n. 9, 2001, p. 1.720-1.733. DOI: 10.1093/brain/124.9.1720.

133. **Nosso programa de alimentação consciente.** Beccia, A. L. *et al*. Women's Experiences with a Mindful Eating Program for Binge and Emotional Eating: A Qualitative Investigation into the Process of Behavioral Change. *Journal of Alternative and Complementary Medicine*, 14 jul. 2020. DOI: 10.1089/acm.2019.0318.

133. **Evitar excessos.** Brewer, J. A. *et al*. Can Mindfulness Address Maladaptive Eating Behaviors? Why Traditional Diet Plans Fail and How New Mechanistic Insights May Lead to Novel Interventions. *Frontiers in Psychology*, v. 9, 2018, p. 1.418. DOI: 10.3389/fpsyg.2018.01418.

CAPÍTULO 14 Quanto tempo leva para mudar um hábito?

138. **Se tornarem automáticos.** Lally, P. *et al*. How Are Habits Formed: Modelling Habit Formation in the Real World. *European Journal of Social Psychology*, v. 40, n. 6, 2010, p. 998-1.009. DOI: 10.1002/ejsp.674.

138. **Na década de 1970, os pesquisadores.** McDannald, M. A. *et al*. Model-Based Learning and the Contribution of the Orbitofrontal Cortex to the Model-Free World. *European Journal of Neuroscience*,

v. 35, n. 7, 2012, p. 991-996. DOI: 10.1111/j.1460-9568.2011.07982.x; Rescorla, R. A.; Wagner, A. R. A Theory of Pavlovian Conditioning: Variations in the Effectiveness of Reinforcement and Nonreinforcement. *In* Black, A. H.; Prokasy, W. F. (Orgs.). *Classical Conditioning II: Current Research and* Theory. Nova York: Appleton-Century-Crofts, 1972, p. 64-99.

141. **Um sobre o hábito de fumar, outro sobre a compulsão de comer.** Taylor, V. A. *et al.* Awareness Drives Changes in Reward Value and Predicts Behavior Change: Probing Reinforcement Learning Using Experience Sampling from Mobile Mindfulness Training for Maladaptive Eating. *Journal of Behavioral Addictions*, 15 jul. 2021. DOI: 10.1556/2006.2021.00020.

142. **Funciona no cérebro e no comportamento.** Mason, A. E. *et al.* Testing a Mobile Mindful Eating Intervention Targeting Craving-Related Eating: Feasibility and Proof of Concept. *Journal of Behavioral Medicine*, v. 41, n. 2, 2018, p. 160-173. DOI: 10.1007/s10865-017-9884-5; Ludwig, V. U.; Brown, K. W.; Brewer, J. A. Self-Regulation without Force: Can Awareness Leverage Reward to Drive Behavior Change? *Perspectives on Psychological Science*, 2020. DOI: 10.1177/1745 691620931460; Janes, A. C. *et al.* Quitting Starts in the Brain: A Randomized-Controlled Trial of App-Based Mindfulness Shows Decreases in Neural Responses to Smoking Cues That Predict Reductions in Smoking. *Neuropsychopharmacology*, v. 44, 2019, p. 1.631-1.638. DOI: 10.1038/s41386-019-0403-y.

CAPÍTULO 15 A maior e melhor oferta

151. **No individualismo e na razão.** Hofmann, W.; Van Dillen, L. Desire: The New Hot Spot in Self-Control Research. *Current Directions in Psychological Science*, v. 21, n. 5, 2012, p. 317-322. DOI: 10.1177/0963721412453587.

152. **Comportamentos e padrões de pensamento.** Wikipedia. Cognitive Behavioral Therapy. Disponível em: https://en.wikipedia.org/wiki/Cognitive-behavioral-therapy.

152. **A TCC se concentra sobretudo.** Hofmann, W.; Van Dillen, L. Desire: The New Hot Spot in Self-Control Research. *Current Directions in Psychological Science*, v. 21, n. 5, p. 317-322. DOI: 10.1177/0963721412453587.

153. **Alimentos que viciassem cada vez mais.** Moss, M. The Extraordinary Science of Addictive Junk Food. *The New York Times Magazine*, 20 fev. 2013. Disponível em: https://www.nytimes.com/2013/02/24/magazine/the-extraordinary-science-of-junk-food.html.

153. **Do tempo e da atenção consciente do usuário.** Solon, O. Ex-Facebook President Sean Parker: Site Made to Exploit Human "Vulnerability". *The Guardian*, 9 nov. 2017. Disponível em: https://www.theguardian.com/technology/2017/nov/09/face book-sean-parker-vulnerability-brain-psychology.

153. **Gatilhos como o estresse.** Arnsten, A. F. T. Stress Weakens Prefrontal Networks: Molecular Insults to Higher Cognition. *Nature Neuroscience*, v. 18, n. 10, 2015, p. 1.376-1.385. DOI: 10.1038/nn.4087; Arnsten, A. F. T. Stress Signalling Pathways That Impair Prefrontal Cortex Structure and Function. *Nature Reviews Neuroscience*, v. 10, 2009, p. 410-422. DOI: 10.1038/nrn2648.

153. **Sem precisar de tempo ou esforço extra?** Brewer, J. A. Feeling Is Believing: The Convergence of Buddhist Theory and Modern Scientific Evidence Supporting How Self Is Formed and Perpetuated Through Feeling Tone (*Vedanā*). *Contemporary Buddhism*, v. 19, n. 1, 2018, p. 113-126. DOI: 10.1080/14639947.2018.1443553; Brewer, J. A. Mindfulness Training for Addictions: Has Neuroscience Revealed a Brain Hack by Which Awareness Subverts the Addictive Process? *Current Opinion in Psychology*, v. 28, 2019, p. 198-203. DOI: 10.1016/j.copsyc.2019.01.014.

157. **Sensação de estar fechado.** Garrison, K. A. *et al.* Effortless Awareness: Using Real Time Neurofeedback to Investigate Correlates of Posterior Cingulate Cortex Activity in Meditators' Self-Report. *Frontiers in Human Neuroscience*, v. 7, 2013, p. 440. DOI: 10.3389/fnhum.2013.00440.

CAPÍTULO 16 A ciência da curiosidade

163. **Na maioria das estações de trem e metrô.** Neuman, W. How Long Till Next Train? The Answer Is up in Lights. *The New York Times*, 17 fev. 2007. Disponível em: https://www.nytimes.com/2007/02/17/nyregion/17train.html.

164. **As crianças são cientistas natos.** Rose, Joanna. Transcript from an Interview with Leon Lederman. *The Nobel Prize*, 7 dez. 2001. Disponível em: https://www.nobelprize.org/prizes/physics/1988/lederman/26243-interview-transcript-1988-3.

164. **Curiosidade I e curiosidade D.** Litman, J. A.; Silvia, P. J. The Latent Structure of Trait Curiosity: Evidence for Interest and Deprivation Curiosity Dimensions. *Journal of Personality Assessment*, v. 86, n. 3, 2006, p. 318-328. DOI: 10.1207/s15327752jpa8603-07.

166. **Nível de curiosidade para saber as respostas.** Gruber, M. J.; Gelman, B. D.; Ranganath, C. States of Curiosity Modulate Hippocampus-Dependent Learning Via the Dopaminergic Circuit. *Neuron*, v. 84, n. 2, 2014, p. 486-496. DOI: 10.1016/j.neuron.2014.08.060.

167. **Obtenção de informações se codifica no córtex orbitofrontal.** Blanchard, T. C.; Hayden, B. Y.; Bromberg-Martin, S. Orbitofrontal Cortex Uses Distinct Codes for Different Choice Attributes in Decisions Motivated by Curiosity. *Neuron*, v. 85, n. 3, 2015, p. 602-614. DOI: 10.1016/j.neuron.2014.12.050.

170. **"Nunca perca a santa curiosidade".** Einstein, Albert. Old Man's Advice to Youth: "Never Lose a Holy Curiosity". *Life Magazine*, 2 maio 1955, p. 64.

CAPÍTULO 19 Você só precisa de amor

195. **Ciclo de hábito de autojulgamento, como o córtex cingulado posterior.** Brewer, J. A., *The Craving Mind: from Cigarettes to Smartphones to Love – Why We Get Hooked and How We Can Break Bad Habits*. New Haven: Yale University Press, 2017; Garrison, K. A. *et al.* BOLD Signal and Functional Connectivity Associated with Loving Kindness Meditation. *Brain and Behavior*, v. 4, n. 3, 2014. DOI: 10.1002/brb3.219.

CAPÍTULO 20 O ciclo de hábito do porquê

205. **"Pode haver perigo por aí"**. Darwin, Charles. *The Expression of the Emotions in Man and Animals.* Nova York: Oxford University Press, 1998.

205. **Adam Anderson.** Lee, D. H.; Susskind, J. M.; Anderson, A. K. Social Transmission of the Sensory Benefits of Eye Widening in Fear Expressions. *Psychological Science*, v. 24, n. 6, 2013, p. 957-965. DOI: 10.1177/09567976 12464500.

CAPÍTULO 21 Até os médicos têm ataques de pânico

215. **"Significativas ligadas ao ataque"**. American Psychiatric Association. *Diagnostic and Statistical Manual of Mental Disorders (DSM-5).* Washington: American Psychiatric Association Publishing, 2013.

CAPÍTULO 23 Abstinência da ansiedade

235. **"Maior número de descendentes".** Darwin, Charles. *The Descent of Man and Selection in Relation to Sex*, v. 1. Nova York: D. Appleton, 1896, p. 72.

236. **Base biológica da compaixão:** Keltner, D. The Compassionate Instinct. *Greater Good Magazine*, 1 mar. 2004.

237. **"Da ampliação da justiça?"** *Diagnostic and Statistical Manual of Mental Disorders (DSM-5),* Dr. Martin Luther King Jr., "Letter from Birmingham Jail", https://www.africa.upenn.edu/Articles-Gen/Letter-Birmingham.html.

CONHEÇA ALGUNS DESTAQUES DE NOSSO CATÁLOGO

- Augusto Cury: Você é insubstituível (2,8 milhões de livros vendidos), Nunca desista de seus sonhos (2,7 milhões de livros vendidos) e O médico da emoção
- Dale Carnegie: Como fazer amigos e influenciar pessoas (16 milhões de livros vendidos) e Como evitar preocupações e começar a viver
- Brené Brown: A coragem de ser imperfeito – Como aceitar a própria vulnerabilidade e vencer a vergonha (900 mil livros vendidos)
- T. Harv Eker: Os segredos da mente milionária (3 milhões de livros vendidos)
- Gustavo Cerbasi: Casais inteligentes enriquecem juntos (1,2 milhão de livros vendidos) e Como organizar sua vida financeira
- Greg McKeown: Essencialismo – A disciplinada busca por menos (700 mil livros vendidos) e Sem esforço – Torne mais fácil o que é mais importante
- Haemin Sunim: As coisas que você só vê quando desacelera (700 mil livros vendidos) e Amor pelas coisas imperfeitas
- Ana Claudia Quintana Arantes: A morte é um dia que vale a pena viver (650 mil livros vendidos) e Pra vida toda valer a pena viver
- Ichiro Kishimi e Fumitake Koga: A coragem de não agradar – Como se libertar da opinião dos outros (350 mil livros vendidos)
- Simon Sinek: Comece pelo porquê (350 mil livros vendidos) e O jogo infinito
- Robert B. Cialdini: As armas da persuasão (500 mil livros vendidos)
- Eckhart Tolle: O poder do agora (1,2 milhão de livros vendidos)
- Edith Eva Eger: A bailarina de Auschwitz (600 mil livros vendidos)
- Cristina Núñez Pereira e Rafael R. Valcárcel: Emocionário – Um guia lúdico para lidar com as emoções (800 mil livros vendidos)
- Nizan Guanaes e Arthur Guerra: Você aguenta ser feliz? – Como cuidar da saúde mental e física para ter qualidade de vida
- Suhas Kshirsagar: Mude seus horários, mude sua vida – Como usar o relógio biológico para perder peso, reduzir o estresse e ter mais saúde e energia

sextante.com.br